汉竹编著●白金女人系列

妹子不爱痛经君

汉竹 编著 妹子 绘

汉竹图书微博
http://weibo.com/hanzhutushu

读者热线
400-010-8811

江苏科学技术出版社 | 凤凰汉竹

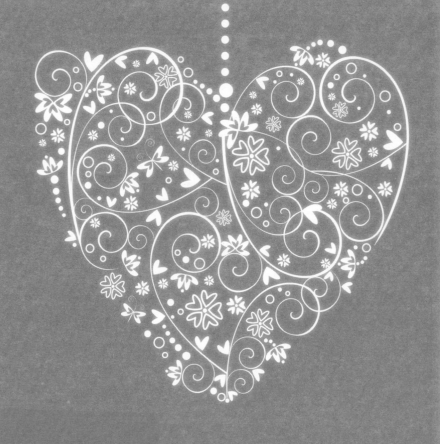

自 序

Preface

　　妹子，女，从小学六年级起就与"痛经君"结下了深厚的友谊（永远不认识才好！），直至今日也有了10来年不离不弃的相处经历，在我被"痛经君"爱的鞭笞下（赤裸裸的仇恨！），历经千辛万苦总结出了一系列与之相爱相杀的保命秘籍。

　　其实"痛经君"对于妹子我来说已经是个不可分离的好伙伴了（才怪！），如今要和他分别还是挺不舍得的（最好永远分手才好！）。希望看过这本由妹子我呕心沥血画出来的书的妹子们，能对我们共同的好友（敌人）"痛经君"有一定的了解，并找到一种最适合你的方法和"痛经君"说再见。

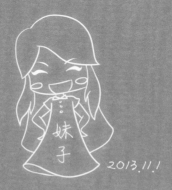

妹子

2013.11.1

"痛经君"的自白书

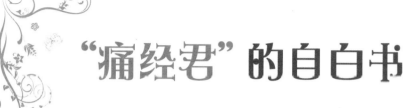

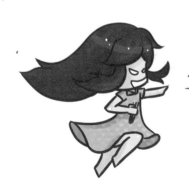

任你喝红糖还是黄酒，
任你捂着肚子还是熏艾灸，
我们不需要说些什么，
只要你平日光着脚丫，
只要你平日吃着冷饮，

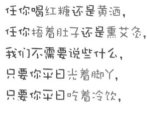

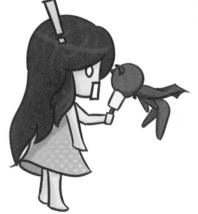

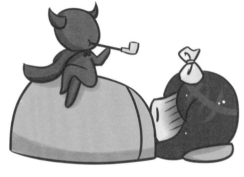

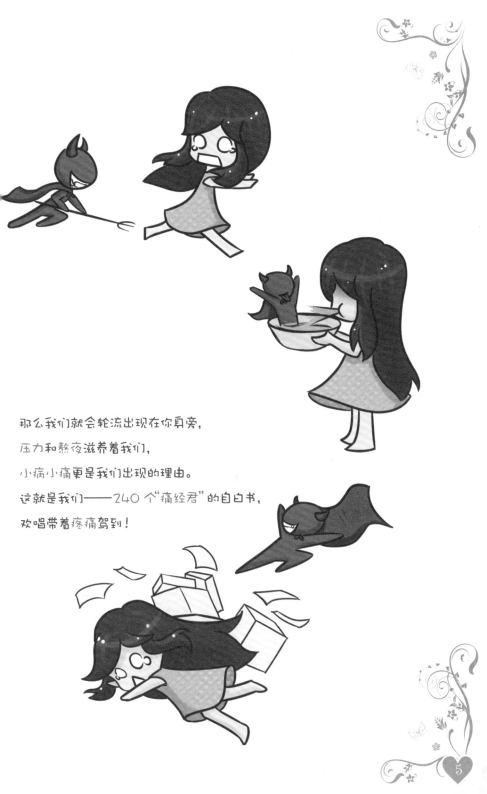

那么我们就会轮流出现在你身旁，
压力和熬夜滋养着我们，
小病小痛更是我们出现的理由。
这就是我们——240 个"痛经君"的自白书，
欢唱带着疼痛驾到！

"痛经君"的前世今生

在妹子的家族中，每个女性成员都饱受"痛经君"的折磨。

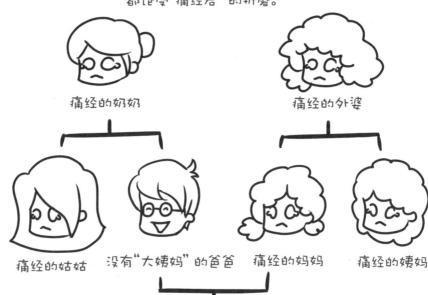

痛经的奶奶

痛经的外婆

痛经的姑姑

没有"大姨妈"的爸爸

痛经的妈妈

痛经的姨妈

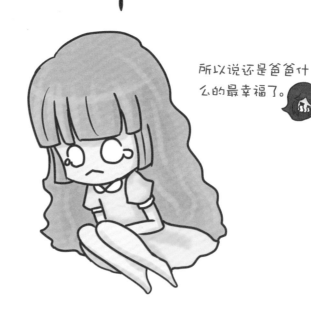

所以说还是爸爸什么的最幸福了。

妹子的一个好朋友因为家族里没有人痛经，所以从小就肆无忌惮地吃冷饮。

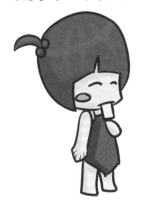

在妹子已经被妈妈严格控制吃冷饮的时候，她依旧吃得很欢快。

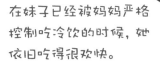

但是，她现在也倒在"痛经君"的魔爪下，无法翻身。

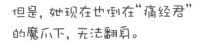

所以，家族里没有痛经史的妹子们，也要小心"痛经君"哦。

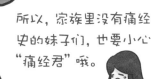

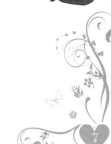

目 录

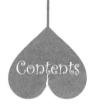

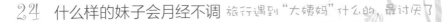

Two 一招制胜，拒绝"痛经君"

Contents

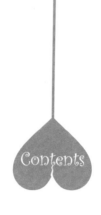

Contents

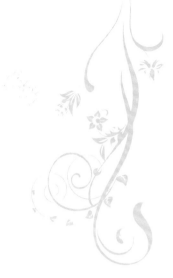

Three 平日吃喝爱自己，不让"痛经君"找上门

Contents

Contents

Four 穿越妹子齐点穴,甩去"痛经君"

Five "大姨妈"周记碎碎念

附录 做好月经记录，坚决不爱"痛经君" 126

Contents

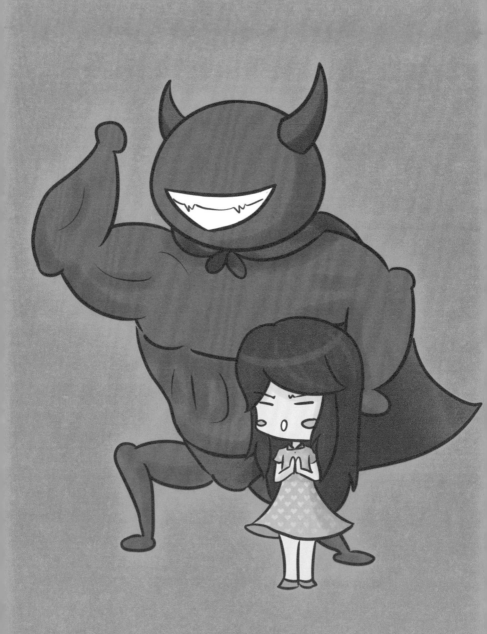

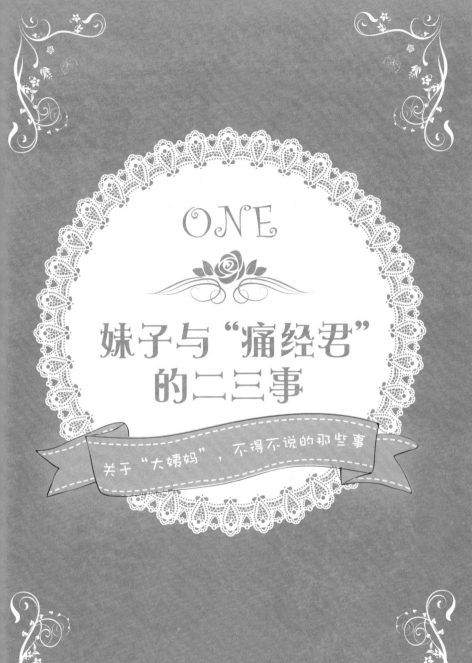

ONE

妹子与"痛经君"的二三事

关于"大姨妈"，不得不说的那些事

"大姨妈"的传说

西医大话"痛经君"

相传在汉代,有个叫佳儿的漂亮妹子。她从小失去双亲,被大姨妈收养。在情窦初开的年龄,天生丽质的佳儿在媒婆的撮合下,与李书生相恋并定亲。

那时,定亲后的双方是不能见面的。但因佳儿和李书生思念心切,便偷偷地约好在家附近的巷子见面。

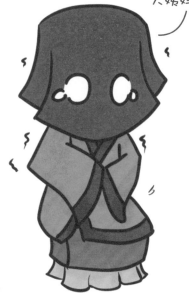

大姨妈来了,你快翻墙。

每当两人想要亲密的时候,佳儿便会十分警惕。只要听到巷子里的脚步声,她便一推李郎:"大姨妈来了,你快翻墙。"

"大姨妈"来了······

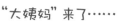

就这样等啊等,他们在月圆的一天结婚了。在欢欢喜喜地闹完洞房后,李书生揭开佳儿的盖头,却见佳儿面露痛楚,羞涩地说:"'大姨妈'来了!"书生一下子就明白了。

"痛经君"的到来是前列腺素在作怪

　　妹子痛经,去医院做检查,医生常常说,没什么毛病,生完孩子就好了,但是为什么呢?

　　西医说,这是由于身体里的前列腺素分泌过多导致的。当"大姨妈"来时,前列腺素被脱落的子宫内膜细胞释放出来,过多的前列腺素就会引起子宫收缩,从而导致痛经。等妹子生完孩子后,身体里的各类激素分泌趋于正常,"痛经君"自然就不见了。

　　但到了绝经期,各类激素又开始紊乱,"痛经君"还是会找上门来的。

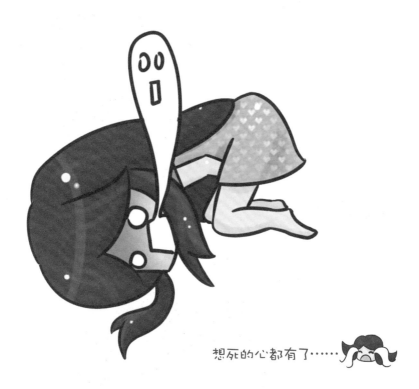

想死的心都有了……

为什么总是月初和月末来

"大姨妈"钟爱忙碌季

　　人类最忙的几天就是月初和月末。月初要做计划，月末要考试……但是，在这样繁忙的日子里，"大姨妈"总会来捣乱。其实"大姨妈"并不特别钟爱某一个时间段，但受到心理、环境等影响，很容易造成"大姨妈"钟爱月初和月末的错觉。

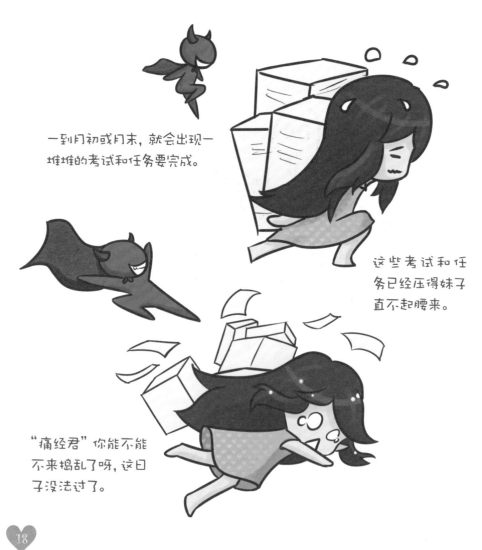

一到月初或月末，就会出现一堆堆的考试和任务要完成。

这些考试和任务已经压得妹子直不起腰来。

"痛经君"你能不能不来捣乱呀，这日子没法过了。

被念叨来的"大姨妈"

越是在忙碌时刻，越是不希望"大姨妈"到访，可她偏偏爱凑热闹。其实，月经是丘脑－垂体－卵巢性腺轴调节的产物。当心理压力大、紧张等负面情绪席卷而来时，"大姨妈"就会异常。所以，原本不该在月初或月末到来的"大姨妈"，就被"念叨"来了。

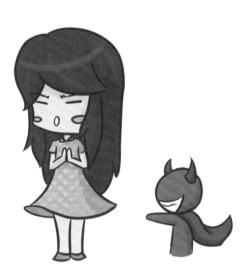

如果只是"大姨妈"来就算了，可是每次"痛经君"也会找上门，这才是最讨厌的。

可能是月亮惹的祸

据说，每当月圆的时候，"大姨妈"便会异常兴奋。比如"超级月亮"的那一天，就有很多妹子集体来"大姨妈"。

心理作用产生的错觉

按照女性 28 天的月经周期来推断，"大姨妈"很容易连续撞见人类最繁忙的月初和月末。只要连续几次，就会造成"大姨妈"爱在月初和月末来的错觉。

什么样的月经才正常

妹子的碎碎念

到底会流多少血

妹子们刚刚来月经的时候，往往会出现经血量过多的情况，常常白天用夜用卫生巾，夜里用婴儿尿不湿。也有一些妹子刚刚来月经的时候，月经量特别少。在正常情况下，一个妹子每天大概会有 3~5 片卫生巾的量。不过为了避免细菌聚集感染，千万不要等"大姨妈巾"侧漏了才更换，1 小时一换是最为健康的。此外，还需要及时清洗私密处，保持卫生。

正常的月经一定是有规律的

月经周期一般为 28~30 天，有的妹子会提前或延后 3~5 天。但只要有规律，间隔时间不少于 20 天或不多于 45 天，都属于正常情况。另外，青春期的妹子由于卵巢功能尚未发育成熟，所以"大姨妈"不太有规律，妹子们也无需担心。

月经持续 3~7 天都属于正常的范围

月经一般持续 3~7 天，大部分妹子为 5 天左右。只要在这个范围之内，都属正常情况。一般来说，第一天经血量并不多，而到第二、第三天时，特别容易"霸气侧漏"，需要准备大尺寸的"大姨妈巾"，以防万一。

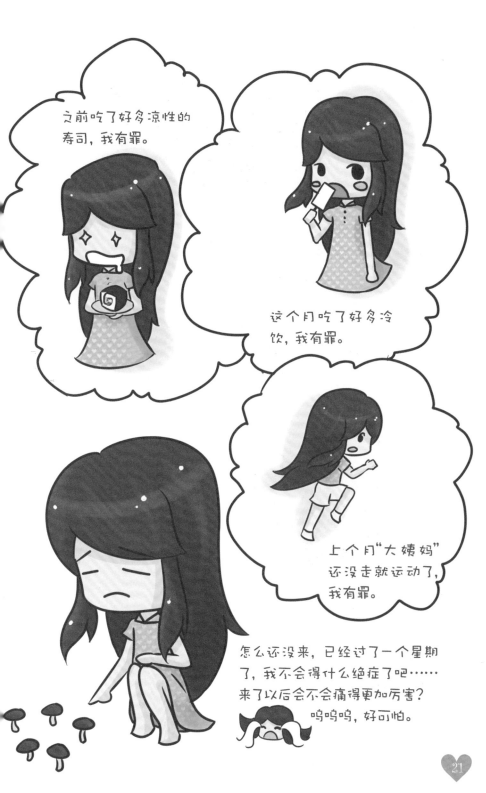

一大波"痛经君"来袭。

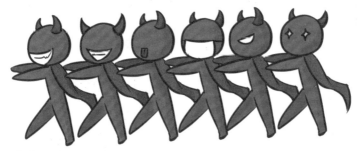

什么样的月经不正常

早来, 晚来; 量多, 量少!

不正常!"大姨妈"来了还不走

　　妹子的"大姨妈"有时会周期紊乱, 一个月中无数次与"大姨妈"道别, "大姨妈"依旧舍不得离开。有时又会连续3个月"大姨妈"才来一次, 而且还淋漓不尽的样子。这些都属于不正常的现象, 需要及时调理, 如果长期如此, 还需要到医院做检查。

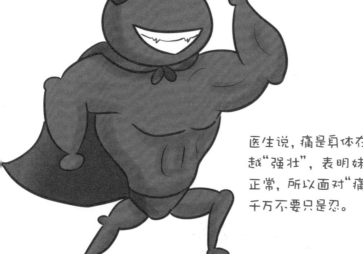

医生说, 痛是身体在求救, "痛经君"越"强壮", 表明妹子的月经越不正常, 所以面对"痛经君", 妹子们千万不要只是忍。

不正常！血块频繁

妹子发现，来"大姨妈"时会有血块掉下来，于是胡思乱想，认为自己生了什么病。其实这只是脱落的子宫内膜碎片。但如果血块过于频繁，就需要引起警惕，最好就医。

不正常！经常"血崩"

有一些妹子来"大姨妈"，特别容易"血崩"，老是"霸气挡下住"，这可能是因为身体虚弱导致的，平时要多吃健脾补肾的食物。不过，如果是月经初潮期的妹子发生"血崩"就不用担心，因为此时的卵巢功能还没有发育成熟，经量较多非常正常，但仍然需要吃一些补血的食品，防止贫血。

不正常！血量过少

还有一些妹子，来月经连半包卫生巾都用不完，这也属于不正常的表现。平日里应该多吃一些行经活血的食物。如果长期如此，则需要去医院咨询医生。初来月经的妹子，也会出现月经量少的情况。这属于正常情况，不用担心。

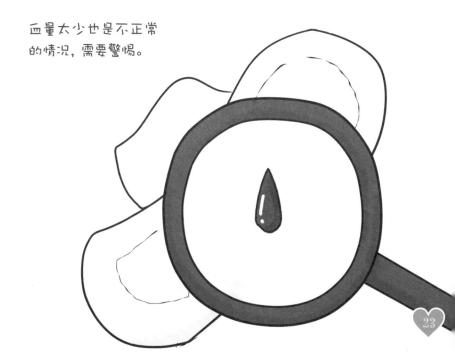

血量太少也是不正常的情况，需要警惕。

什么样的妹子会月经不调

旅行遇到"大姨妈"什么的，最讨厌了

"大姨妈"是女生身体的钟摆，钟摆不正常就会月经不调。表现为月经周期异常，出血异常，或是月经期腹痛及全身不适。大多由情绪紧张、寒冷刺激、节食、嗜烟酒等原因引起。

小心眼的妹子会月经不调

有些妹子一有什么不顺就胡思乱想，做决定的时候特纠结，心思重，爱生闷气。虽然，自己也不想这样，可还是会过度焦虑，时常觉得压力大。这样就符合月经不调的标准了，专家说，卵巢分泌的激素受脑垂体和下丘脑的控制，情绪不稳定会影响"大姨妈"周期哦。

吃货妹子容易月经不调

路过小卖部、烧烤店，就会走不动路；还想再吃一根雪糕，多尝一口辣鸭脖……这些东西都容易让子宫受刺激，造成经血量变少、痛经、月经周期紊乱，甚至有时候"大姨妈"几个月都不来造访。

烟酒妹子容易月经不调

烟和酒精会干扰与"大姨妈"有关的生理过程。有些妹子过度熬夜，靠着烟酒来刺激身体，达到醒脑的目的。据统计，吸烟和饮酒过量的妹子中，有 25% ~ 32% 的人曾经因月经不调去医院做过检查。

微胖妹子才是王道

研究表明，妹子们的体内脂肪至少要达到体重的 22%，才能够保证"大姨妈"正常报到。所以，瘦胳膊瘦腿瘦肚子的妹子们注意了，太瘦了会影响月经，甚至使得月经量减少、闭经。因此有小肉肉的妹子才是王道。

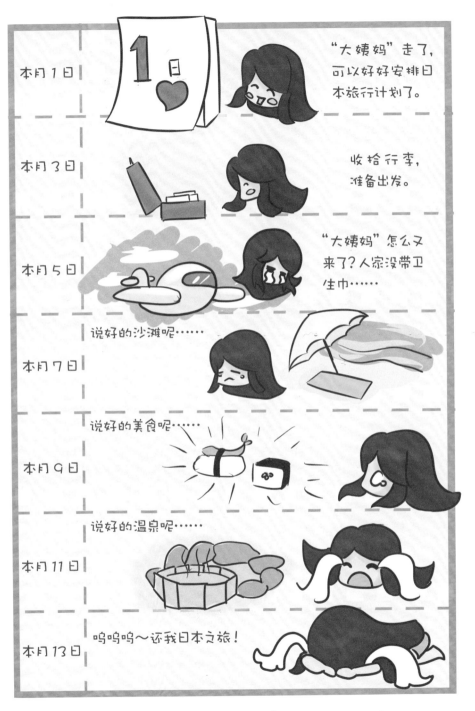

本月1日	"大姨妈"走了，可以好好安排日本旅行计划了。
本月3日	收拾行李，准备出发。
本月5日	"大姨妈"怎么又来了？人家没带卫生巾……
本月7日	说好的沙滩呢……
本月9日	说好的美食呢……
本月11日	说好的温泉呢……
本月13日	呜呜呜～还我日本之旅！

Ps:"大姨妈"期间不能下海，不能吃凉性食物，也不能泡温泉……

都是经前综合征的错

妹子各种不正常

经前综合征俗称 PMS，主要指月经前期一系列生理和心理方面的不适，症状包括情绪不稳、容易疲劳、烦躁易怒、协调能力差、全身酸痛等，一般在月经后减轻或消失。

萌妹子变女汉子

每次"大姨妈"驾到的前几天，有的妹子会莫名其妙地烦躁。平日里的温柔可人不见了，一个喜怒无常、神智涣散、火气冲天的女汉子就这样从天而降！总对自己亲近的人脾气暴躁，而且智商也会下降，经常会做一些事后想想都会后悔的事情。

胸部和肚子胀痛

临近"大姨妈"到访日，有的妹子会出现胸部酸胀的感觉，每当这个时候，心中一面担心一面窃喜，又怕是胸部有肿块，又猜测胸部在长大（害羞）？其实胸部胀痛是缺少维生素 E 导致的，多吃点猕猴桃、紫甘蓝和坚果，不仅能够缓解胸部疼痛，还能降低痛经的可能性。如果这时，肚子也是胀胀的，不用太着急，多揉一揉，就能缓解便秘状况。

萌妹子变胖妹子

胃也有寂寞的时候，尤其是在月经之前的那几天……看起来似乎变胖了，体重也上去了。可是，还是控制不住自己。嘴巴好空虚，吃完蛋糕想吃牛肉干，吃完牛肉干想吃火锅，吃完火锅，还想吃薯片……天呐，这种状态总让人怀疑是不是"中奖"了。此时的妹子最好多喝水，出去和朋友们逛逛街，分散一下注意力，否则"赘肉君"会来拜访的。

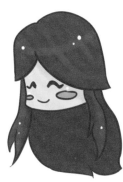

平日里都是笑嘻嘻的，
"大姨妈"快来了就会
变成"母狮子"。

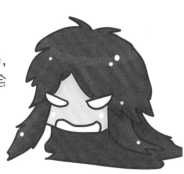

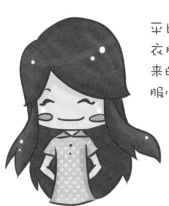

平日里穿着正好的
衣服，"大姨妈"快
来的时候就有种衣
服小了的错觉。

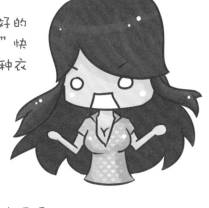

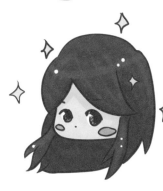

平日里皮肤光滑透
亮，"大姨妈"快来了
的时候皮肤变得各
种糟糕。

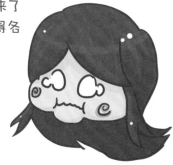

经期综合征让你弱不禁风

"痛经君"的好友们

经期综合征通常在"大姨妈"初期出现，表现为面色苍白、便秘、拉稀、头痛、腰腿酸痛、失眠、情绪不稳定、水肿、容易疲劳等等，但在后几天，症状会逐渐消失。

"林妹妹"附体

每一次来"大姨妈"，都会面色苍白，手脚发凉，喜欢躲在角落里默默不语，同时又渴望众人照料。说话也没有力气，做事也没有精神。这不就是楚楚可怜的林妹妹的真实写照嘛。这种被"林妹妹"附体的情况就是经期综合征的表现。

肚子胀君

刚从厕所回来，坐下后又后悔了。肚子又痛又胀，好想蹲厕所。再次匍匐到马桶跟前……这种恨不得住在马桶上的情况也属于经期综合征。

腰腹酸痛君

"大姨妈"一来，腰就直不起来了，走起路来如同蜗牛一样，要一步步向前爬。腿也痛，肚子也痛，在经期综合征的骚扰下，只想蜷缩在床上卧一整天，一睡解千愁。

头疼眩晕君

严重的时候还会头痛，什么都做不了。有时候还会晕晕的，明显感到智商在下降，一句话都不想说。

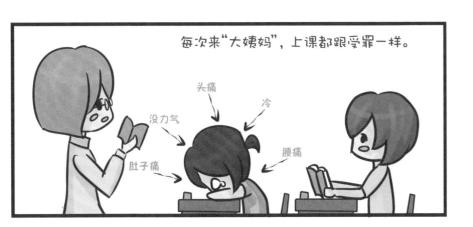

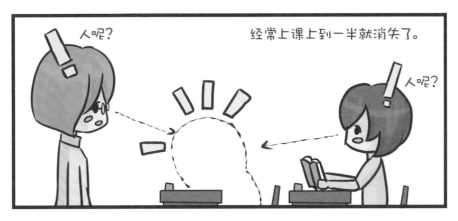

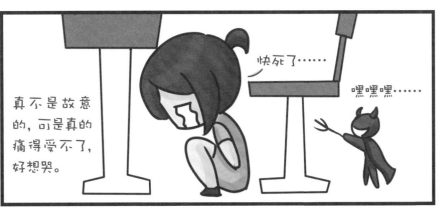

中医痛经分体质

妈妈痛经，女儿大多也会痛经

如果妹子的妈妈、姥姥、姑姑、奶奶都痛经，那么她大多也逃不出"痛经君"的魔掌。

通常，在"大姨妈"的第一天，"痛经君"就会找上门来，医学上称这种痛经为原发性痛经，一般在生完宝宝后"痛经君"就会离开。不过，不要以为"痛经君"就此消失，绝经期前，"痛经君"还会再次出现。

除了原发性痛经，还有初来"大姨妈"时不痛，但后来痛的继发性痛经，这一般是因妇科疾病产生的问题，如子宫内膜异位、子宫内膜炎等，需要前往医院就医。

原发性痛经既可能是先天遗传，也可能是由后天营养不足、受寒等多种原因引起。中医根据妹子们的体质，将痛经分为以下几种类型，各位妹子可自行对号入座。

腰酸腿痛、口干耳鸣的肝肾虚损型

每当"大姨妈"来的时候，总感到肚子绵绵作痛，月经量少，血色暗淡；上厕所总是弓着背，感到腰酸腿痛；特别想喝水，喝完还是口干。

头晕晕地听不清别人讲话，妈妈交代的事情前一秒还知道，下一秒就忘记，还经常耳鸣，晚上失眠，感觉小便特别多，经常去厕所。

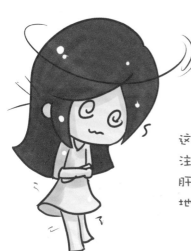

这一类妹子大多喜爱熬夜，也不太注意营养均衡。平日需多吃滋补肝肾的食物，早睡早起，有规律地安排生活和工作。

贪凉冷痛、月经紫暗的寒湿凝滞型

小肚子里是不是藏着把刀？绞痛得厉害，手按着是大忌，只会更痛，热水袋敷一敷才有好转。月经量少，血色还暗淡，不时有点血块，大概是血瘀所致吧。手脚都好凉，还拉肚子，弄得面色青白，舌苔也发白。

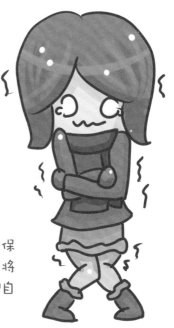

这一类妹子大多由于不注意保暖，爱吃冷饮所致。平日需将冷饮戒掉，多喝热饮，时刻把自己弄得暖烘烘的。

长吁短叹、恶心呕吐的气滞血瘀型

半日里脾气非常差，长吁短叹谁都不能搭理。可是谁又能理解妹子腹部的刺痛感？胀胀的，碰了就疼，想不郁郁寡欢也难啊！平日里说到痛经，就大枣、大枣的补，可已经吃到吐了，有没有？每当"大姨妈"来临，疼得快死的时候，真心一口红糖生姜水都喝不下去，闻着都想吐，有没有？那种上吐下泻胃抽筋的感觉无法形容呀，有没有？

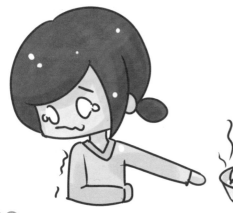

这一类妹子平日需要吃一些疏肝理气，活血化瘀的食物，否则"大姨妈"一到就要和马桶过日子了。

常年生病、食欲不佳的阳虚内寒型

一定是这个月凉食又吃多了，手脚冰凉不说，肚子隐隐地痛，一点也不想吃东西，还拉肚子。腰酸腿痛，月经量少，血色淡，面色苍白，好憔悴啊。

这一类妹子在平日里要注意保暖，越是吃不下饭的时候越是要吃一些温暖的食物，恢复身体活力。

神疲气短、头晕心悸的气血虚弱型

　　小腹坠着难受，隐隐作痛，需要躺着轻轻揉按才能缓和点。月经不仅提前还量多，卫生巾一会儿就满了。浑身无力，还时不时心跳加速，看上去和黄脸婆一样，舌苔发白。

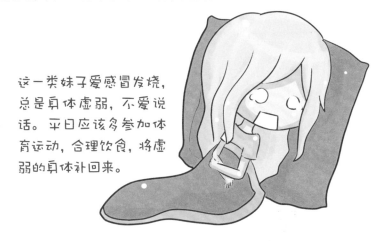

这一类妹子爱感冒发烧，总是身体虚弱，不爱说话。平日应该多参加体育运动，合理饮食，将虚弱的身体补回来。

　　看了这么多的分型，妹子们是不是感觉自己哪一型都沾一点。这些分型是老祖宗上千年经验总结而来，但古代人的生活和饮食相对比较单一，不会像现代人生活的这么多元化。

　　现在，沿海地区能吃到四川的辣菜，南方地区在炎炎夏日有空调享受，大部分人的体质都是复合型的，所以妹子们需要全方位呵护自己，让"痛经君"无处藏身。

经期一定要知道的禁忌

痛经的妹子伤不起

忌性生活
容易埋下子宫内膜异位的隐患。

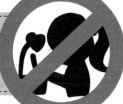

忌熬夜
会引发内分泌功能的失调。

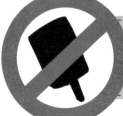

忌吃冷饮
容易产生血块，造成痛经。

忌饮浓茶
会导致便秘、贫血以及焦虑、易怒等不良情绪。

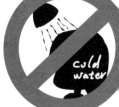

忌用冷水洗头
会使血液流通不畅，导致血液循环不佳。

忌穿高跟鞋
会让肌肉收缩，造成痛经、月经不调。

忌吃辛辣食品
容易导致痛经、经血过多等。

忌拔牙
容易大出血和引发感染。

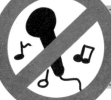

忌过度疲劳
容易引起月经量增多或经期延长。

忌剧烈运动
容易引起妇科感染。

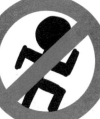

忌抽烟
容易引发肝脏毛病，加重身体负担。

忌吃油炸食物
容易出现粉刺、痤疮。

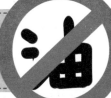

做好月经记录 和 240 个"痛经君"说分手

掌握"大姨妈"驾到的日子

有规律的"大姨妈"才是好"大姨妈"。及时做好每一次月经记录，熟悉"大姨妈"的脾气，就可以准确推算出下一次"大姨妈"光临的日期。

对症养护，远离"痛经君"干扰

月经期间，总会出现各种小毛病，痛经、便秘、腹胀、冒痘、脾气暴躁、腰酸背痛、食欲不振……要知道"大姨妈"的拜访可以看出身体质量的好坏，这些小毛病是身体在告诉你平日里哪方面的呵护还不到位。做好经期记录，对症养护子宫，从根源告别"痛经君"。

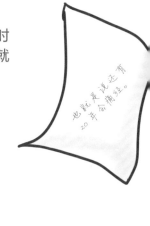

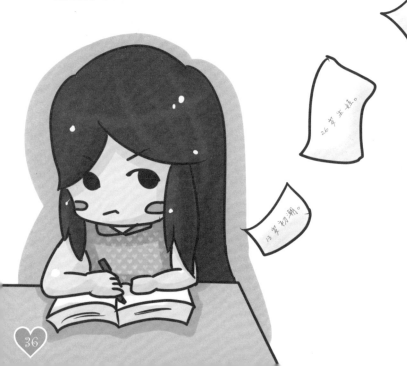

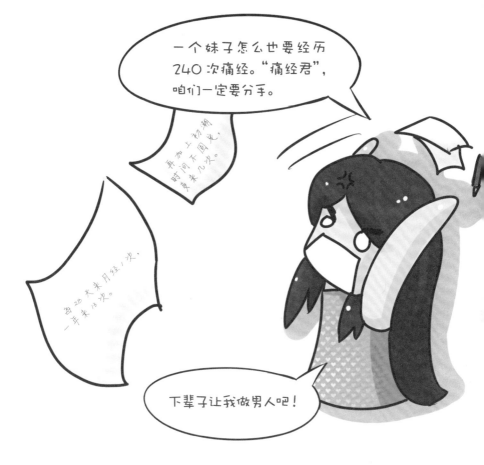

80% 的妹子会痛经

调查表明，35% 的妹子会腹胀不适，42% 的妹子会产生阵痛，17% 的妹子会痛得受不了。"痛经君"是大多数妹子的共同敌人。所以，妹子们需要一本月记本，让"痛经君"无处藏身。

月记本能让医生更好地帮助你

当"痛经君"让你实在难以忍受时，去医院做相关的妇科检查十分必要。将备好的月经记录拿给医生作参考，可以让医生全面了解你的身体状况，也可一定程度上降低误诊的可能性。

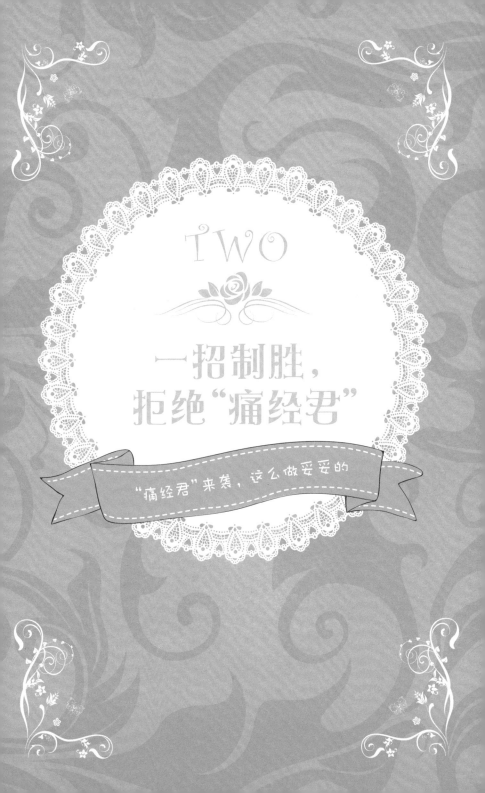

TWO

一招制胜，拒绝"痛经君"

"痛经君"来袭，这么做妥妥的

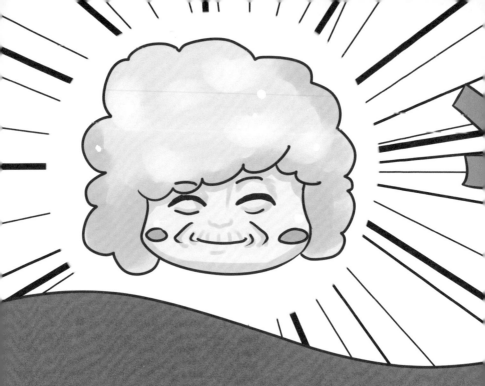

外婆传下来的救命方

葱、生姜、红糖、黄酒、花茶

　　每当妹子"大姨妈"来、疼痛难忍、卧倒于床的时候，就会胡乱地想，我妈也这么痛，听妈妈说外婆来"大姨妈"时也很痛，那么，外婆的妈妈，外婆妈妈的妈妈，是不是也很痛？ 500年前、1000年前的那些女人在痛的时候，是怎么熬过来的？古老的传统源远流长，葱、生姜、红糖、黄酒、花茶，这些都是不败的神话。

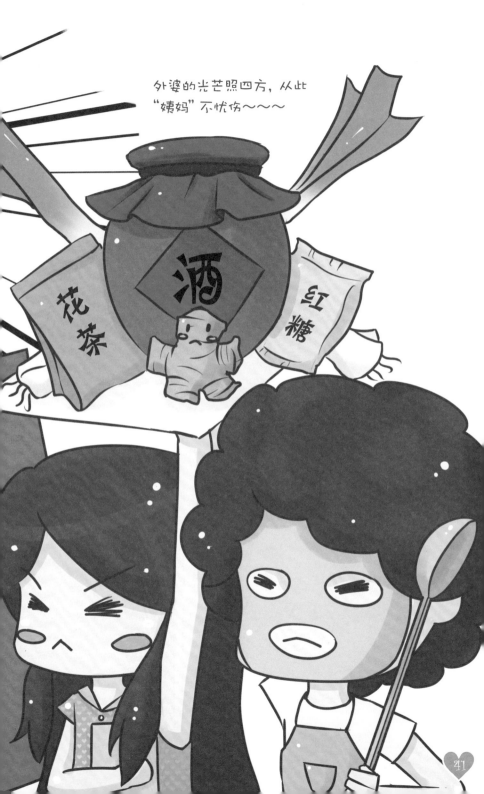

外婆的光芒照四方, 从此
"姨妈"不忧伤～～～

花茶

酒

红糖

41

随时随地减痛 特殊穴位指压法

　　"大姨妈"有时候特别不善解人意，放学回家的路上，周末在外逛街，考试答题，往往在毫无防备的时刻，她会带着"痛经君"来袭。妹子也曾仰天叩问，有没有什么解决之道，让我独自一人，不依靠任何利器，就能减轻痛楚？

　　古人永远不会让你失望，他们告诉你穴位的奥妙，让你随时随地赶走"痛经君"。

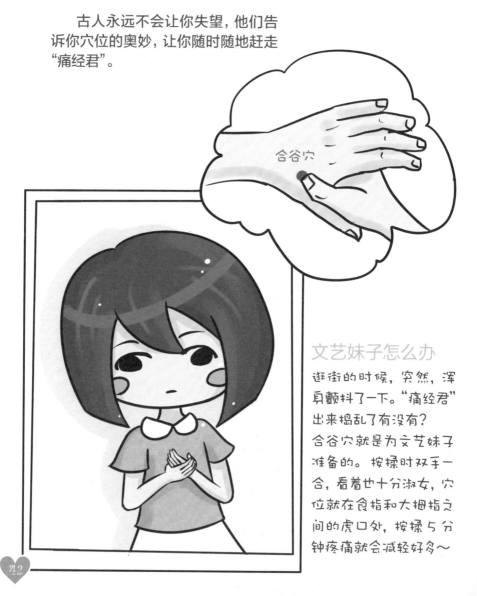

合谷穴

文艺妹子怎么办

逛街的时候，突然，浑身颤抖了一下。"痛经君"出来捣乱了有没有？合谷穴就是为文艺妹子准备的。按揉时双手一合，看着也十分淑女，穴位就在食指和大拇指之间的虎口处，按揉5分钟疼痛就会减轻好多～

女汉子怎么办

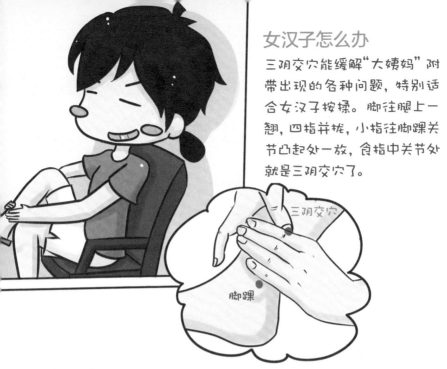

三阴交穴能缓解"大姨妈"附带出现的各种问题，特别适合女汉子按揉。脚往腿上一翘，四指并拢，小指往脚踝关节凸起处一放，食指中关节处就是三阴交穴了。

三阴交穴

脚踝

女神怎么办

女神按穴位，自然怎么优雅怎么来。左手斜对着身体，掌心包裹右腿膝盖，大拇指和食指呈45度角，大拇指按压的地方就是血海穴。

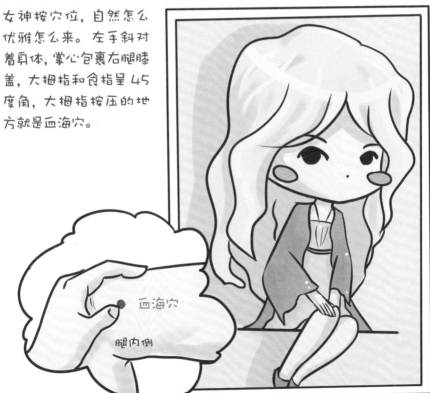

血海穴

腿内侧

口碑最好的止痛方

艾灸就是如此神奇

有一类妹子，她们在"大姨妈"来时，不上课，不上班，推掉一切活动，就为全身心与"痛经君"奋战。她们有一个强力的作战武器——艾灸。艾灸就是如此简单神奇：一个艾灸罐，点燃艾灸条，放在肚子上、腿上，不消十分钟，"痛经君"立马遁走。

于是妹子们奔走相告，痛经的小伙伴们有福啦。

艾灸是个好帮手，总能解决妹子的各种问题！

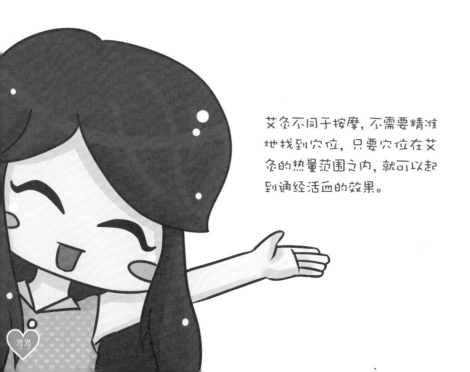

艾灸不同于按摩，不需要精准地找到穴位，只要穴位在艾灸的热量范围之内，就可以起到通经活血的效果。

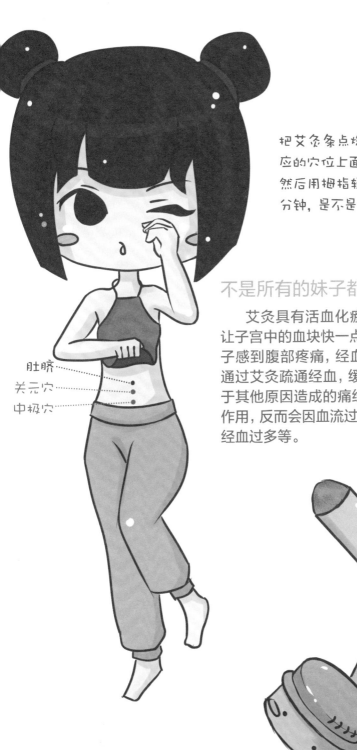

把艾灸条点燃，隔空放在对应的穴位上面 5 ～ 15 分钟，然后用拇指轻轻按揉 1 ～ 2 分钟，是不是感觉好多了？

肚脐
关元穴
中极穴

不是所有的妹子都能灸

艾灸具有活血化瘀的功效，可以让子宫中的血块快一点下来。如果妹子感到腹部疼痛，经血不流通，可以通过艾灸疏通经血，缓解疼痛。但对于其他原因造成的痛经，不但起不到作用，反而会因血流过多而导致贫血、经血过多等。

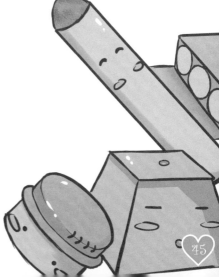

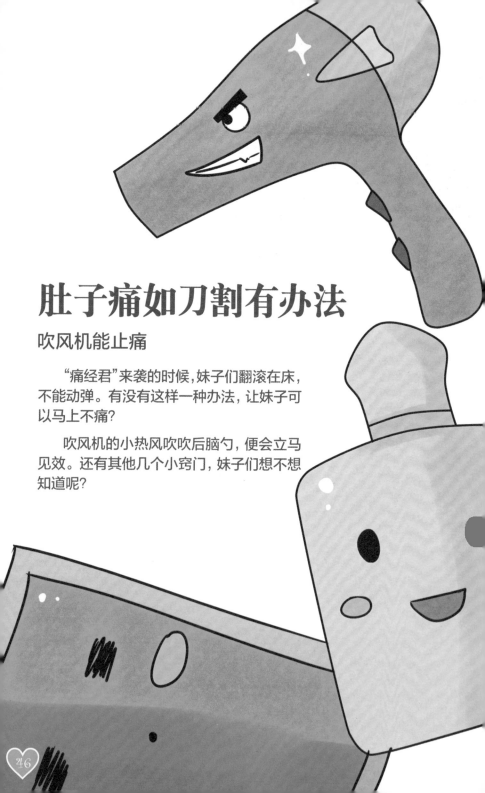

肚子痛如刀割有办法

吹风机能止痛

"痛经君"来袭的时候,妹子们翻滚在床,不能动弹。有没有这样一种办法,让妹子可以马上不痛?

吹风机的小热风吹吹后脑勺,便会立马见效。还有其他几个小窍门,妹子们想不想知道呢?

高科技止痛方——吹风机

吹风机缓解痛经的原理其实等同于艾灸，所以在家中没法艾灸的妹子可以用吹风机来代替，非常方便。

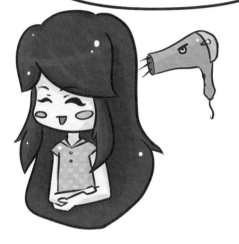

不科学止痛方——电热毯

用电热毯缓解痛经并不健康，长期使用电热毯容易引起内分泌失调。但如果痛得实在是太厉害了，电热毯也不失为一个急救的办法。

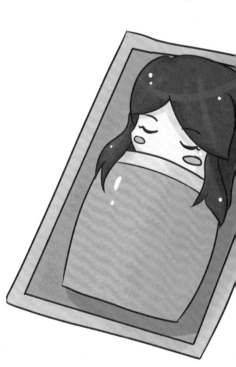

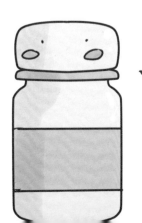

方便简单止痛方——维生素 E

维生素 E 具有维持生殖器官正常机能和肌肉代谢的作用。多吃一些含有维生素 E 的食物和保健品，也具有缓解痛经的功效。

腰酸背痛都走开 热水袋是妙招

有的妹子每次来"大姨妈",不单单肚子痛,腰也痛得直不起来。无论是站着还是躺着,都不舒服,恨不得失去知觉才好。

这样的妹子一般是前文提到的肝肾虚损型,中医认为,肾主骨,腰背酸痛都是肾虚的表现。妹子来"大姨妈"的时候,身体的各项机能都有所下降,身体里隐藏的病症就会浮现出来。

所以,腰背酸痛的妹子平日要注意补肾,以及腰部的保暖。在"大姨妈"来时,让腰背暖暖的是最好的止痛方法。

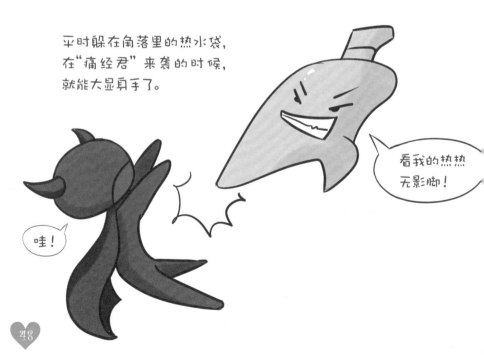

平时躲在角落里的热水袋,在"痛经君"来袭的时候,就能大显身手了。

看我的热热无影脚!

哇!

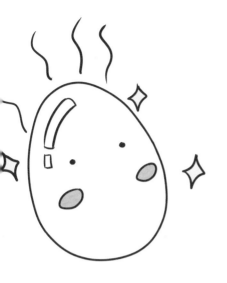

好吃的也有大功效

家中的鸡蛋煮熟了，热乎乎还不能吃的时候，可以用它在脊椎两旁来回滚动，尤其是在腰部多滚几下，一会儿就不痛了。

家中必备热水袋

热水袋就不用介绍了，无论放在肚子上还是腰上，都可以很好地缓解疼痛，是"大姨妈"到来时最好的伙伴。不过不推荐使用电热水袋，虽然比热水袋方便很多，但是也增添了危险。

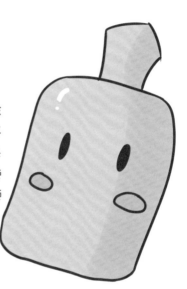

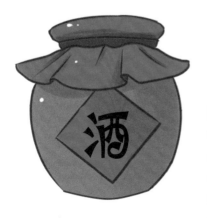

百年无敌的黄酒

实在痛得要命了，也可以喝一口温热的黄酒缓解疼痛。只要喝一小口，就可以达到舒经活血，缓解疼痛的功效，不过妹子们可不要贪杯哦。

49

赶走"拉肚君" 用暖宝宝贴脚底

"大姨妈"来时，一边痛经一边拉肚子是不是很痛苦？其实这都是平日贪凉导致的。

很多妹子平日里就手脚冰凉，又爱吃冷饮，来"大姨妈"的时候特别容易拉肚子。这样的妹子一般为阳虚内寒型，用中医的说法就是，由于阳气不足而导致的体内有寒气。

所以爱拉肚子的妹子，平日要注意保暖，尽量少吃或不吃冷饮。在"大姨妈"来时让身体暖和起来，吃一些补充能量的食物让身体恢复起来。

世界上最痛苦的事就是来"大姨妈"，比来"大姨妈"还痛苦的就是来"大姨妈"的时候拉肚子，直接住在马桶上了有没有呀。

给双脚增加温度

都说寒从脚下起，祛除身体寒气最快的方法就是让脚暖和起来。把暖宝宝贴在鞋底，可以长时间让脚处于温暖的状态，轻松赶走"拉肚君"。

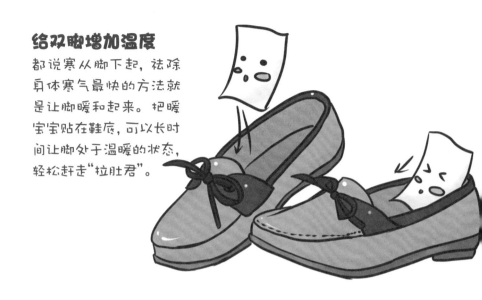

给身体增加能量

妹子在拉肚子的时候一般都不爱吃东西，但只有身体能量充足了，才能赶走"痛经君"。吃一些大补元气的食物，比如牛肉、羊肉，都可以让身体快速恢复过来。

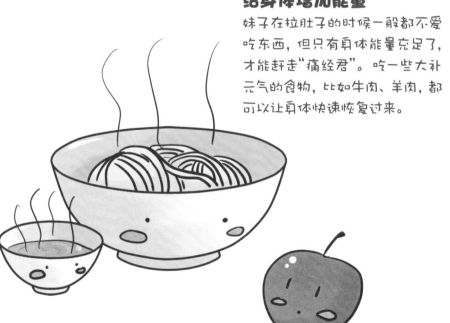

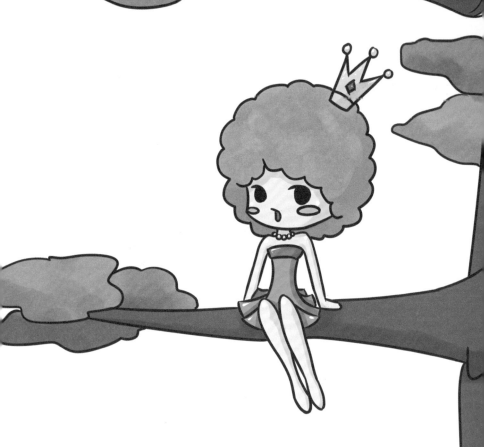

手脚冰凉不用担心

做一名袜子控

寒湿凝滞型的妹子经常会感觉到脚凉,"大姨妈"时期尤甚,而且月经量少,血色还暗淡,小肚子痛得和刀割一样。所以做好保暖工作,不让寒凉之气从脚底侵犯身体,才是抵御"痛经君"的王道。每天换穿很多漂亮的袜子,是不是一样很有吸引力呢?

袜子是最好的呵护

来"大姨妈"的时候，对自己最好的呵护就是及时穿上袜子，就算在炎炎夏日最好也穿一双薄袜，让寒气无处可侵。
选择袜子时最好选择高筒袜，连脚腕一起温暖起来。

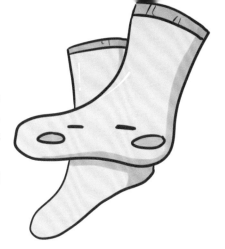

喝红糖生姜茶

在"大姨妈"期间，最适宜喝红糖生姜茶了，舒经活血的红糖配上暖暖的生姜，是治疗痛经最好的办法。

保暖才是王道

让身体温暖起来，最好的办法就是不要让自己冻着，穿保暖的衣服，在温暖的房间，总之，在来"大姨妈"期间，让自己暖起来。

和"便秘君"说拜拜

膳食纤维心头好

血瘀的妹子在"大姨妈"期间，不仅"痛经君"不放过她，"便秘君"也会来凑热闹。明明有了便意，去厕所还是久蹲不下。

不如换个心情，去散散步，揉揉肚子，和"便秘君"说拜拜。

在厕所和卧室来回跑了好多次之后，突然便便顺畅了……原来，散步才是正经事。

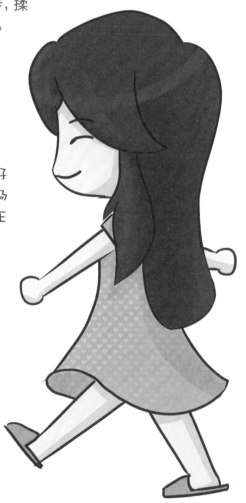

54

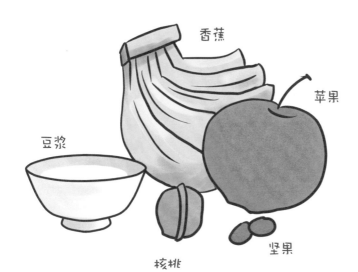

香蕉

苹果

豆浆

核桃

坚果

膳食纤维克便秘

苹果、红薯、黑芝麻、柑橘、蜂蜜、核桃等等，纷纷举手："我有膳食纤维，吃我，吃我！"

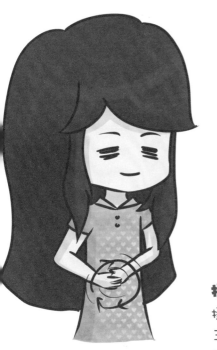

揉肚子治便秘

揉揉肚子，左三十圈，右三十圈，让双手帮助小肠蠕动，告别便秘烦恼。

时时刻刻减头痛 原来甜食也有大作用

妹子来"大姨妈"的时候，头像针扎一样痛，整个脑袋都要爆了，还好能喝点甜饮，缓解脑袋的紧绷状态。祛除头痛可不止这一个妙方，还有好几个方法喔。

是不是孙悟空被唐僧念紧箍咒的时候也这么痛呢？头脑完全不好用了。

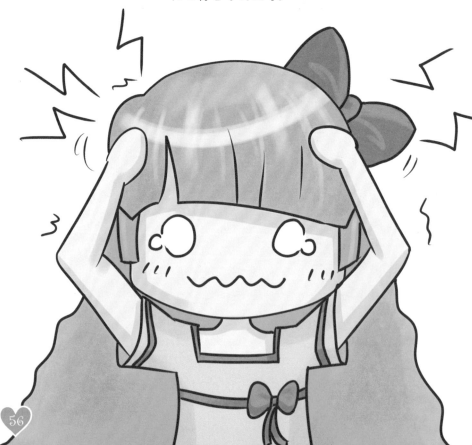

甜美的方法

每一次妹子头痛的时候，最想吃的就是蛋糕，不知道是心理作用还是什么，每一次吃完后头痛就会好很多。

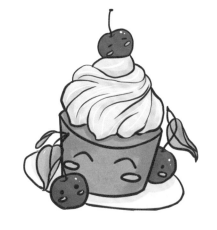

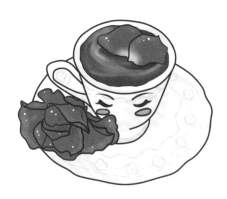

中医的方法

有的妹子每一次来月经都会头痛得什么都做不了，身体还很虚弱，这时候喝少量的玫瑰菊花茶，就可以赶走头痛啦。不能多喝哦。

万能的梳子

用梳子梳头可以按摩头部的穴位，具有活血的功效，让头脑更加清醒，也能减缓头痛。

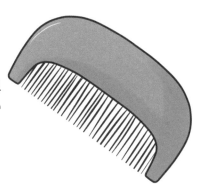

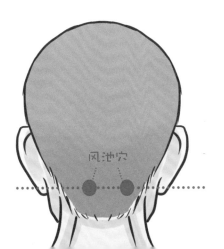

风池穴

按摩风池穴

风池穴就在后脑勺和耳垂齐平的左右两侧凹陷处，用双手揉按就可以缓解头痛。

拒绝心慌慌 妹子要吃肉喝汤

　　气血虚弱型的妹子平时不爱说话，总出虚汗。"痛经君"来袭时，往往面色苍白，心跳加快。

　　一般气血虚弱型妹子是由于脾胃比较虚弱，平日吃不下什么东西所导致；或者刚刚生了一场大病，整个人没有精神，缺乏能量所致。

　　这样的妹子需要多吃肉类、谷物、坚果等滋补元气的食物，增加血糖，让自己多点精气神。

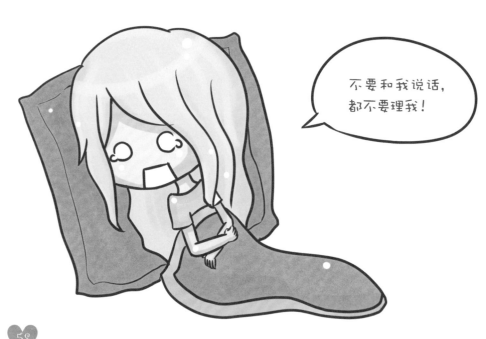

吃肉喝汤治心慌

人家苏轼"日啖荔枝三百颗"，妹子我大啖肉食，也是快哉！脆皮肘子、红烧排骨，我来了。

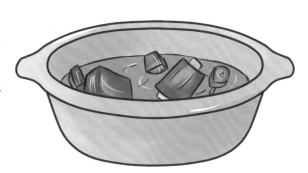

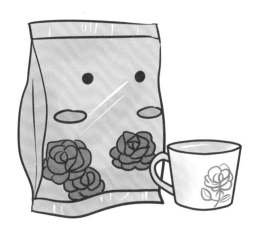

喝玫瑰调理宁心茶

经量少的妹子，可以喝一些玫瑰茶，能疏通经血，增加血量。玫瑰还具有宁心安神的功效，能调理女性生理期肌肤状态，改善女性在行经前后出现痘痘、肌肤暗黄等症状。

睡安神美容养颜觉

都说女人是睡出来的，心慌慌的时候可以通过睡觉补充元气，还能美容养颜，修养身心。

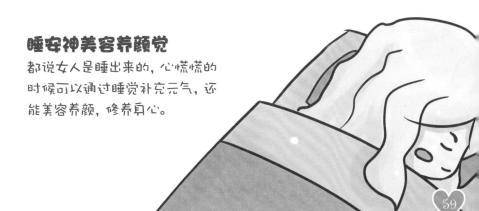

水肿消几许

红豆生南国

"大姨妈"期间水肿的妹子是这样的：胖了，十根手指伸不开，鞋子挤脚，眼睛肿得像核桃，小臂和小腿上一按一个窝。

这是因为体内雌激素受"大姨妈"影响，身体代谢水分的能力变差造成的。此时吃一些利尿的食物，水肿就会消退很多。

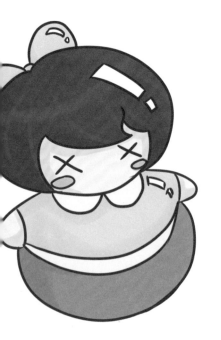

水肿的时候整个人都笨拙很多，看上去也胖了好几圈。

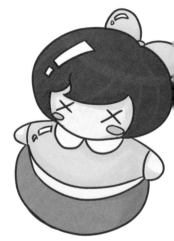

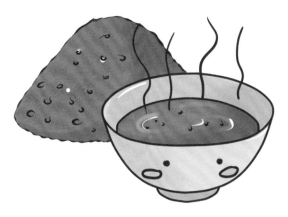

红豆最相宜

很多利尿消肿的食物都性寒，不适合来"大姨妈"的妹子食用，但是红豆正好相反。熬煮成红豆粥不仅有消肿的作用，还具有补血的功效，一举两得。

冬瓜汤也适宜

冬瓜微寒，但具有很好的消肿功效，可以和大枣、生姜搭配煮汤，非常适宜来"大姨妈"这一段时期饮用。

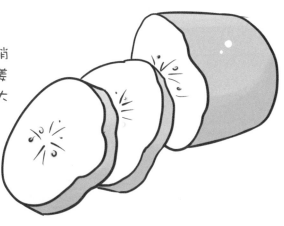

揉揉按按也消肿

按摩是很好的消肿方法，哪里水肿按哪里。不过要注意，按揉脸部的时候应轻柔一点，尤其是眼睛周围，不要伤害脸部娇嫩的皮肤哦。

呕吐恶心不用烦 山楂茶来也

痛得无力时，什么都吃不下，就连喝一口妈妈准备的红糖水，也犯恶心。

这时候，山楂茶这样的神奇饮料出现了，它既能活血化瘀，又能增加食欲。最关键的是，它不会让人继续反胃了。

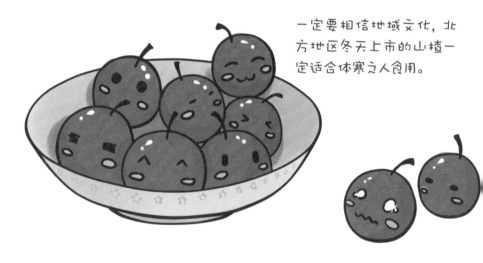

一定要相信地域文化，北方地区冬天上市的山楂一定适合体寒之人食用。

秋冬时节山楂球

除了名满全国的糖葫芦，山楂球也是妹子们不可缺少的美食。在又痛又恶心的时候来一颗，酸酸甜甜的口感不仅放松心情，还能缓解不适。

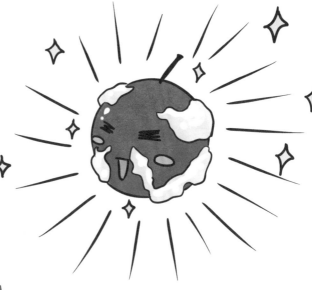

春夏陈皮红枣茶

没有山楂的季节，感到恶心难受的妹子们也不用担心，泡一杯陈皮红枣茶，同样也具有止呕止痛的功效。

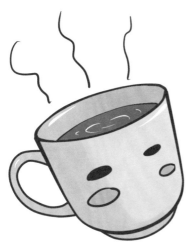

四季常备清凉油

清凉油抹在太阳穴上不仅具有醒脑的功效，也是缓解恶心的必备物品。

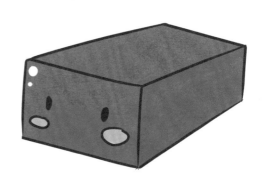

抚平烦躁心情 漫画小说都上阵

　　"大姨妈"来之前和正当值的那两周，妹子的心情都会莫名其妙地烦躁。再加上"痛经君"来袭，妹子的暴躁脾气便一发不可收拾，发火惹怒众生，懊悔也来不及。萌妹子怎么能被情绪影响？平复心情刻不容缓。

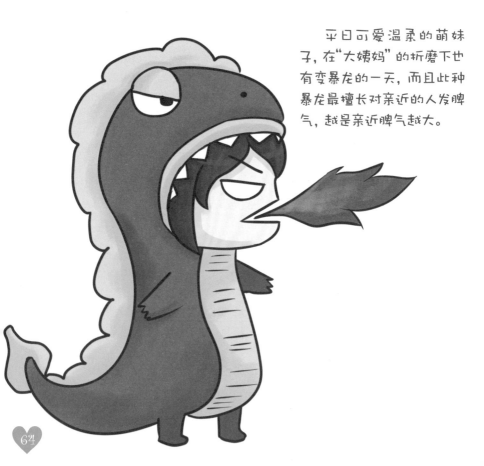

平日可爱温柔的萌妹子，在"大姨妈"的折磨下也有变暴龙的一天，而且此种暴龙最擅长对亲近的人发脾气，越是亲近脾气越大。

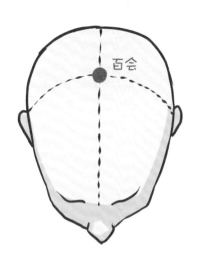

学一休哥，打坐揉百会

百会穴在头顶正中，按揉百会穴时，可以模仿一休哥的坐姿，让双手举到头顶，一起按揉，同时做深呼吸，好玩还能平缓暴躁的心情。

用生姜泡脚

脾气暴躁的时候，在泡脚水中放入几片生姜，既能缓解"痛经君"的折磨，还能恢复好心情。

看书玩游戏

看愉悦的文字，玩有趣的游戏，在转移注意力的同时也是舒缓情绪的好办法。准备好笑话、小说、游戏机，在痛并快乐中度过"小假期"。

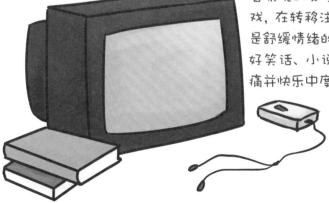

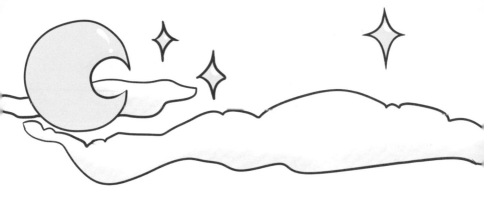

失眠不上门 睡前翻字典

对抗失眠有一种古老的方法：数绵羊。但在"大姨妈"期间，数绵羊没什么用。肚子隐隐作痛，让妹子的睡姿换得频繁，却还是睡不着。

睡前喝点安神的热牛奶，再翻翻字典的方法还是不错的，欢迎妹子们效仿。

星星和月亮都睡啦，要找个舒适的姿势才能睡得好。

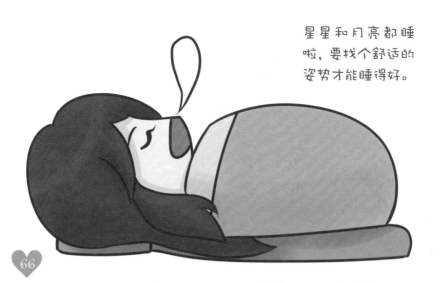

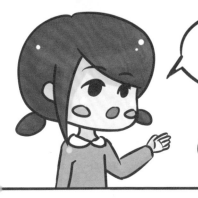

痛得厉害的时候睡觉就能好很多。

可是根本睡不着怎么办?

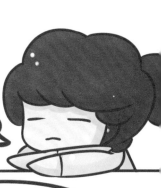

我以前也遇到过这种情况,总结了几个办法,妹子们可以尝试一下。

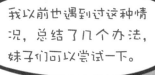

看书

无论是英文读物还是字典,睡不着时看两眼就具有催眠的功效。

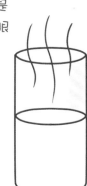

牛奶

睡前半小时喝一杯热牛奶,也可帮助睡眠。

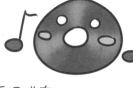

听音乐

听舒缓的音乐同样有助于睡眠,当然也可以尝试听英语课文哦。

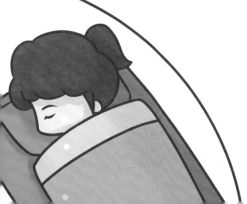

不要一疼就吃药 大考的尴尬回忆

好多妹子在"大姨妈"期间疼得翻来覆去，于是，靠吃止痛药抵抗"痛经君"。一时间，方便省事，肚子不痛了。但不良后果就是身体熬不住，白天犯困，晚上精神，上课失神，记忆力下降……有的妹子在吃止痛药之前并不痛经，但吃完之后却开始痛经。医生说，长期服用止痛药，会使神经系统紊乱，甚至导致肾衰竭，这是有多恐怖？

早上迷迷糊糊起床，边想着今天的考试边进了厕所。悲催地发现"大姨妈"带着"痛经君"驾到。

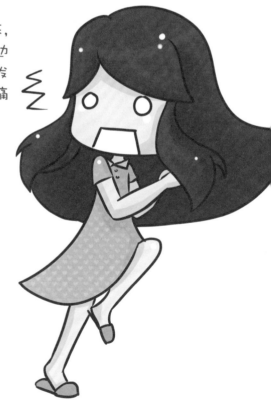

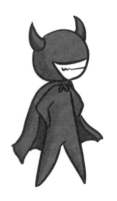

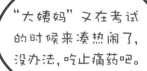

"大姨妈"又在考试的时候来凑热闹了，没办法，吃止痛药吧。

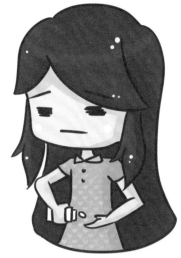

这个题好像以前做过，怎么就想不起来了？下身一点感觉都没有，也不知道"血崩"没。

脑子好混乱呀，什么都不会了，而且万一卫生巾侧漏了怎么办？怎么离开考场？

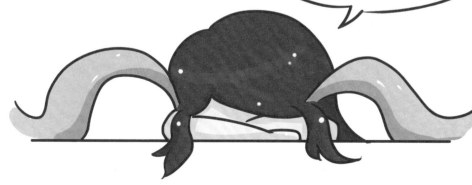

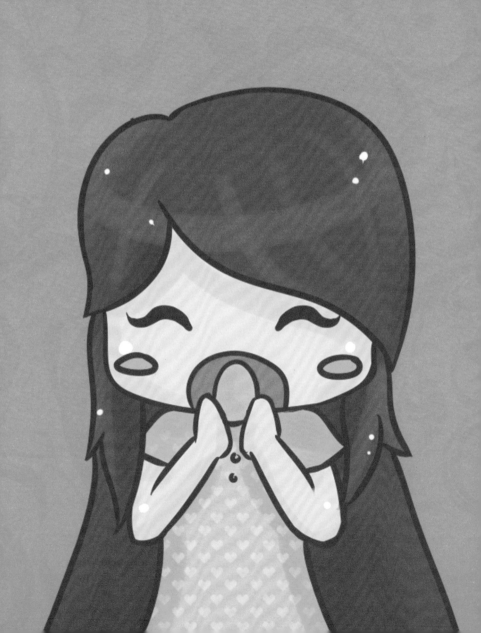

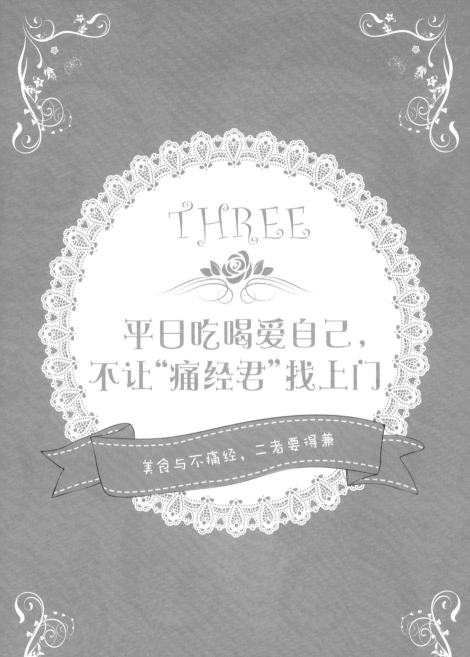

THREE

平日吃喝爱自己，不让"痛经君"找上门

美食与不痛经，二者要得兼

羊肉 百吃不厌手抓饭

在"大姨妈"来到时痛得厉害的妹子们,和体寒、气虚、湿气重的体质有关。在平日里可以试试超级去寒气、湿气的大补羊肉面和手抓饭。冬天吃羊肉最好不过,不仅能增加身体热量,还能促进消化,所以多吃也不会长胖呢。平时多留心,"痛经君"才不会找上你。

羊肉面 菜谱

原料: 羊肉卷1盒, 面、生姜丝、葱花各适量。

做法: 水煮开, 放面再次煮滚; 加羊肉卷、生姜丝、葱花; 羊肉卷煮熟了即可。

最适合: 经期手脚冰凉、腰酸背痛的妹子。

手抓饭

原料: 羊肉200克, 大米100克, 胡萝卜2根, 生姜丝、葱花、色拉油、盐各适量。

做法: ①羊肉洗净、切丁; 胡萝卜洗净、去皮、切丁; 大米洗净。②锅内加油烧热, 加生姜丝、葱花、羊肉丁、胡萝卜丁、盐翻炒。③加水, 漫过菜, 煮滚后小火煮20分钟。④把大米倒入锅中, 用铲子铺平, 保证水稍微漫过大米即可。⑤大火煮滚, 大米露出水面时转中火; 表面不见水时转小火; 等锅里听到噼里啪啦的声音时, 关火焖5分钟即可。

最适合: 头晕心悸、全身无力、手脚冰凉、面色青白的妹子。

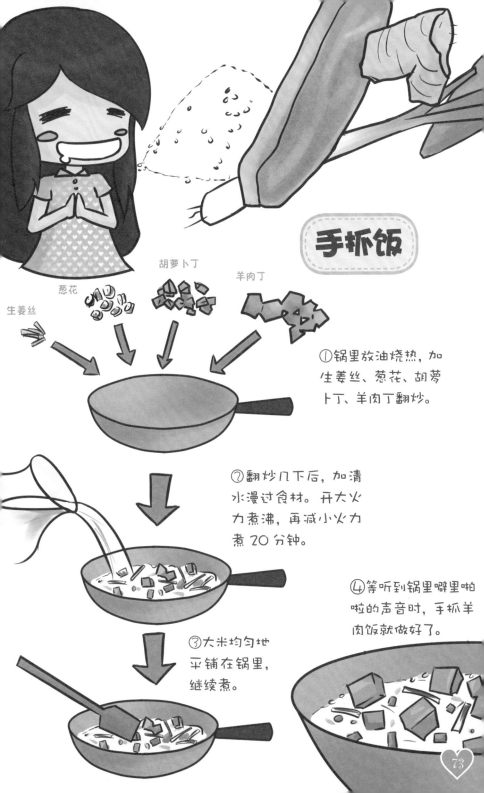

手抓饭

生姜丝　葱花　胡萝卜丁　羊肉丁

①锅里放油烧热，加生姜丝、葱花、胡萝卜丁、羊肉丁翻炒。

②翻炒几下后，加清水漫过食材。开大火力煮沸，再减小火力煮20分钟。

③大米均匀地平铺在锅里，继续煮。

④等听到锅里噼里啪啦的声音时，手抓羊肉饭就做好了。

73

百合 芒果百合沙拉

妹子们请注意，这里说的不是高雅纯洁的百合花，而是百合花的地下鳞茎——百合。汉代医圣张仲景认为，百合对心情抑郁、体质虚弱、容易上火的人群大有益处。"大姨妈"期间老想哭或者想找人吵架的妹子们记得吃百合哦。

木瓜百合水

原料: 木瓜 1 个，百合 20 克，蜂蜜适量。

做法: ①木瓜洗净、去皮、去子、切块；百合洗净、剥瓣，浸泡 1 小时。②加适量清水，炖煮 1 小时左右，加适量蜂蜜调味即可。

最适合: 经期心情低落、嘴角上火、失眠头晕的妹子。

芒果百合沙拉

原料: 芒果 1 个，玉米粒 50 克，百合 20 克，沙拉酱适量。

做法: ①芒果洗净、切半、去核、切块、去皮；百合洗净、剥瓣；玉米粒洗净，煮熟。②混合芒果、百合、玉米粒，用沙拉酱搅拌即可。

最适合: 食欲不佳、恶心想吐、失眠烦闷的妹子。

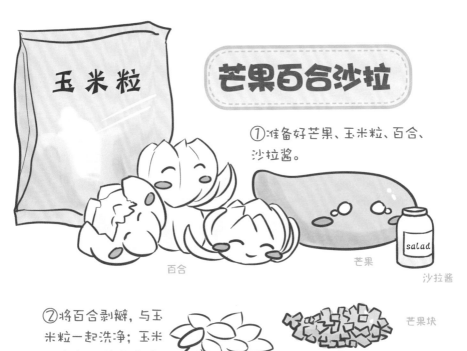

芒果百合沙拉

① 准备好芒果、玉米粒、百合、沙拉酱。

百合

芒果

沙拉酱

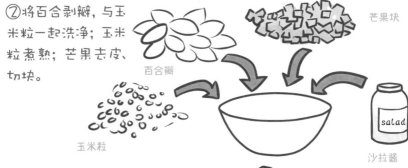

② 将百合剥瓣，与玉米粒一起洗净；玉米粒煮熟；芒果去皮、切块。

百合瓣

芒果块

玉米粒

沙拉酱

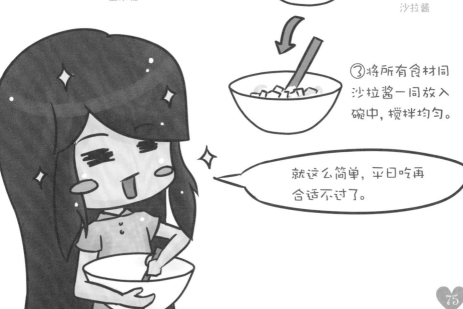

③ 将所有食材同沙拉酱一同放入碗中，搅拌均匀。

就这么简单，平日吃再合适不过了。

红枣 熬夜必备红枣鸡蛋

到超市买零食，看到各种红枣制品一定要留步，痛经的妹子家中必备，除了红糖就是红枣了！中医典籍《本草备要》中记载，红枣"补气益中，滋脾土，润心肺，调营养，缓阴血，生津液，悦颜色，通九窍，助十二经，和百药"。如此万能，妹子们一定不要错过哦。

桂圆红枣汤

原料: 桂圆 10 颗，红枣 20 颗，红糖适量。

做法: ①桂圆剥壳，洗净；红枣洗净，掰开。②加适量清水炖煮桂圆、红枣，直至红枣软烂，加红糖调味即可。

最适合: 贫血、脸色苍白、头晕的妹子。

红枣鸡蛋

原料: 鸡蛋 2 个，红枣 10 颗，枸杞、红糖各适量。

做法: ①鸡蛋、红枣、枸杞洗净。②鸡蛋、红枣加清水煮 8 分钟后，捞出鸡蛋，剥壳。③将剥好的鸡蛋、枸杞放入锅中，继续煮 5 分钟，加红糖调味即可。

最适合: 喜欢熬夜、气血不足、四肢酸痛的妹子。

晚自习后，好饿，妈妈会为我准备什么夜宵？

红枣鸡蛋

红枣鸡蛋非常简单，备齐鸡蛋、红枣、枸杞、红糖就可以啦。

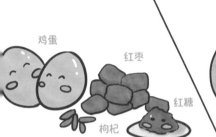

鸡蛋
红枣
红糖
枸杞

①先煮鸡蛋和红枣。鸡蛋煮熟后，剥壳。再和枸杞、红糖一起放进锅中。

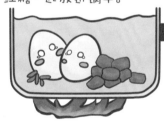

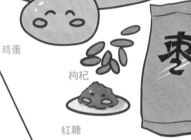

鸡蛋
枸杞
红糖
红枣

枣

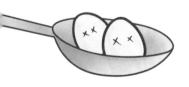

②5分钟后红枣鸡蛋就煮好了。

特别适合在晚自习后作夜宵食用，很好吃哦。

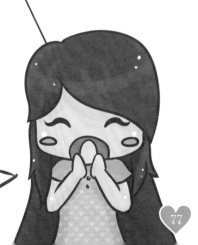

黑芝麻 自制黑芝麻寿司

　　李时珍先生在他的传世大作《本草纲目》中称，坚持服用黑芝麻，一年可以面色光彩耀人，两年可以白发变黑发，三年就算牙掉了也会再长出来。妹子们，黑芝麻还是很厉害的，多吃点黑芝麻，对妹子很有好处的哦。

菜谱

黑芝麻糊

原料:黑芝麻粉、白糖适量。

做法:滚水冲泡适量黑芝麻粉，加白糖调味即可。

最适合:贫血、便秘、全身无力的妹子。

黑芝麻寿司

原料:放凉的米饭200克，炒香的黑芝麻50克，寿司醋、黄瓜条、胡萝卜条各适量。

工具:寿司席一张。

做法:①将放凉的米饭加寿司醋均匀地铺在寿司席上，用勺子压实。②将黄瓜条、胡萝卜条放在米饭上，逐步将寿司卷实。③卷成条状后，小心取掉寿司席，撒上黑芝麻，粘实。切块即可。

最适合:身体乏力、经量过少、气血不足的妹子。

放凉的米饭　　　　寿司醋

黑芝麻寿司

黑芝麻

胡萝卜条

黄瓜条

④将寿司压实，去掉寿司席。

③开始一圈又一圈地卷寿司啦！

①米饭加寿司醋平铺在寿司席上。

⑤在卷好的寿司上撒上黑芝麻，切段，黑芝麻寿司做好了！

②放上胡萝卜条和黄瓜条。

平日里嘴馋的时候来上一顿，味美非常。

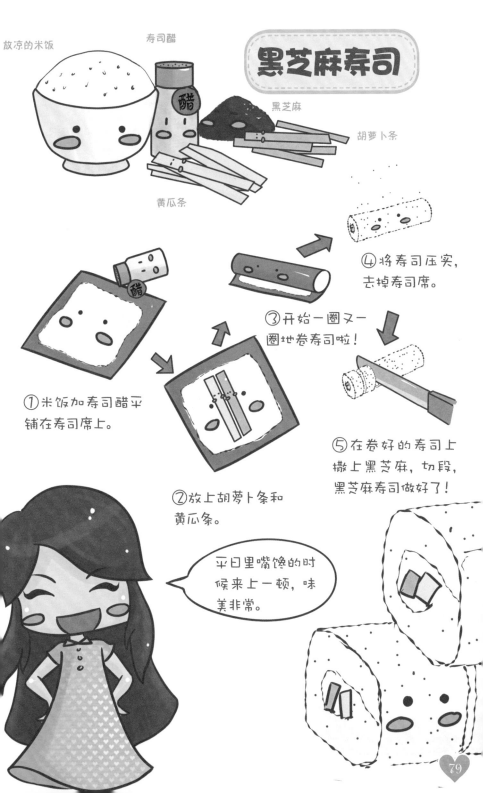

山药 清爽的蜂蜜山药

"山药祛湿、健脾、益气、补肾……"看到些字眼，你是不是会激动一下？老少皆宜的山药，就是这么滋补！

 菜谱

山药豆浆

原料: 山药半根，黄豆2勺，白糖适量。

做法: ①山药洗净、去皮、切块；黄豆洗净、浸泡2小时。②山药、黄豆混合适量清水，放入豆浆机中搅拌成浆，加白糖调味即可。

最适合: 经期口干舌燥、胸闷心悸的妹子。

蜂蜜山药

原料: 山药半根，蜂蜜适量。

做法: ①山药洗净、去皮、切片、蒸熟。②在蒸熟的山药片上浇上蜂蜜即可。

最适合: 消化不良、头晕耳鸣、肝肾虚损的妹子。

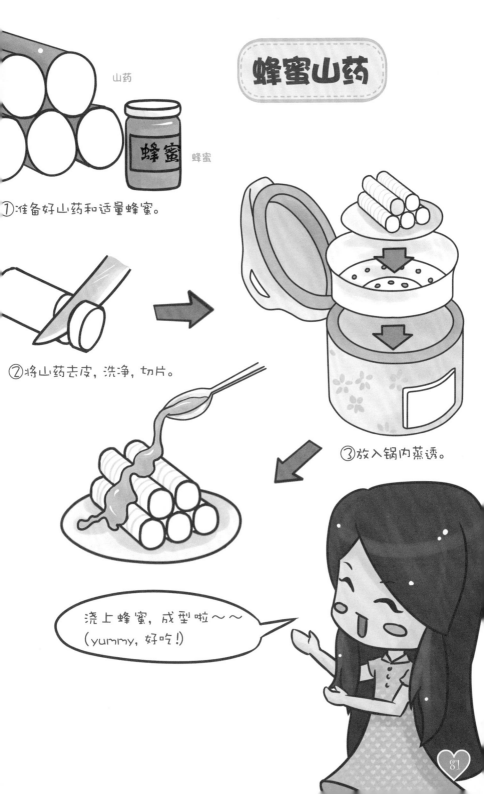

蜂蜜山药

山药

蜂蜜

蜂蜜

① 准备好山药和适量蜂蜜。

② 将山药去皮, 洗净, 切片。

③ 放入锅内蒸透。

浇上蜂蜜, 成型啦～～
(yummy, 好吃!)

81

黄酒 滋补的黄酒牛肉汤

　　世界上有三大古酒，黄酒、葡萄酒和啤酒。温性的黄酒是用米做的，适量地饮用，可以"舒经活血"。（看到这四个字妹子们是不是又激动了，记得黄酒温着喝效果才好哦！）

黄酒红糖

原料： 黄酒 300 毫升，红糖适量。

做法： 黄酒煮沸，加红糖继续煮 2 分钟即可。

最适合： 腹部疼痛、手脚冰凉、面色青白、腹泻的寒湿凝滞型妹子。

黄酒牛肉汤

原料： 黄酒 200 毫升，牛肉 500 克，葱花、生姜末、盐各适量。

做法： ①牛肉洗净、切块，放入锅中，加适量清水、葱花、生姜末，煮沸。②煮沸后炖煮 3 小时，倒入黄酒和适量清水，煨煮 30 分钟，加盐调味即可。

最适合： 脾胃虚弱、四肢无力、手脚发凉的妹子。

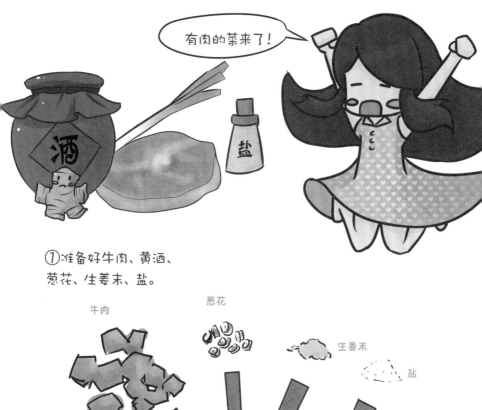

有肉的菜来了！

① 准备好牛肉、黄酒、
葱花、生姜末、盐。

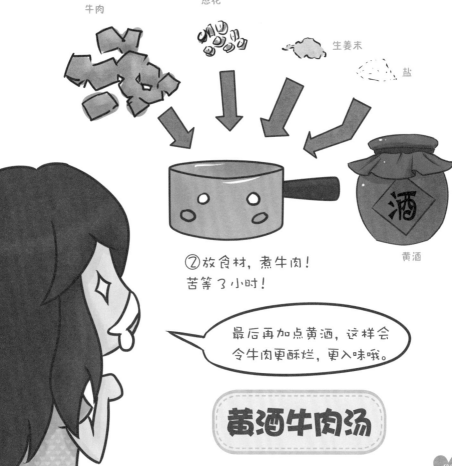

牛肉　　　　　葱花

生姜末

盐

② 放食材，煮牛肉！
苦等了小时！

黄酒

最后再加点黄酒，这样会
令牛肉更酥烂，更入味哦。

黄酒牛肉汤

83

红糖 增食欲可乐红糖茶

来"大姨妈"的妹子怎么能不备红糖水呢？红糖性温，能驱寒，是寒湿体质型妹子的首选。饱受"痛经君"折磨、月经量多的妹子在平时保养时，多喝点红糖水，有补血的作用。有一部分妹子在尝试过各种止痛方法无效后，选择了月经前一周猛灌红糖水，结果"痛经君"居然没有来袭！

红糖燕麦

原料: 燕麦5勺，红糖1勺。

做法: 滚水冲泡燕麦，加红糖拌匀。

最适合: 月经不调、腹胀、便秘的痛经妹子。

可乐红糖茶

原料: 红糖30克，可乐适量。

做法: 可乐煮滚，加红糖拌匀。

最适合: 特别适合经期呕吐难忍、食欲不振的妹子。

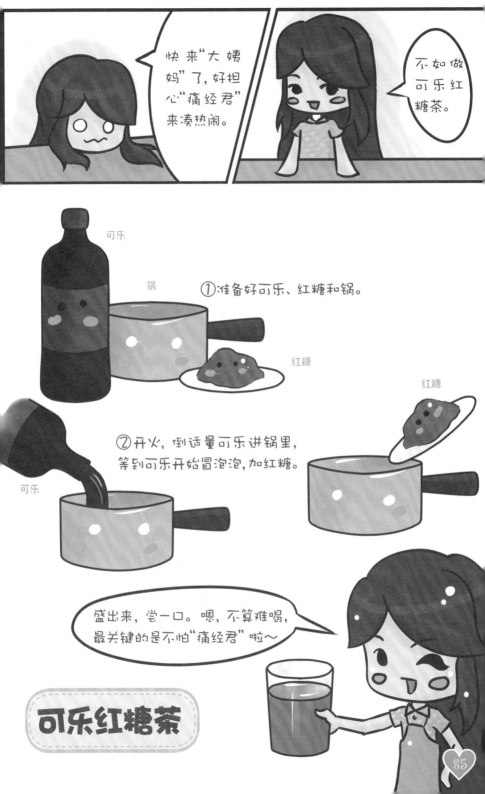

生姜 甜辣生姜汁撞奶

会痛经的妹子，平时可以留意一下生姜，作为"呕家之圣药"，治疗呕吐什么的还是有一手的。但生姜属于阳性作物，因此阴虚体质的妹子要少吃。另外"早吃生姜，晚吃萝卜"，晚上也不要吃生姜。

三辣汤

原料:葱白3根，蒜头2个，生姜2块。

做法:生姜、葱白、蒜头分别洗净，葱白切段，蒜头去皮掰瓣，生姜切片；将全部食材放入锅中，加清水煎煮，去渣即可。

最适合:经期拉肚子、头痛、感冒、腹泻的妹子。但阴虚、失眠的妹子不能喝。

生姜汁撞奶

原料:牛奶1盒，生姜1块，白糖适量。

做法:①生姜洗净、榨汁；牛奶加白糖煮沸。②生姜汁加牛奶拌匀，静置3分钟即可。

最适合:经期血块较多、脾气暴躁、食欲不佳的妹子。

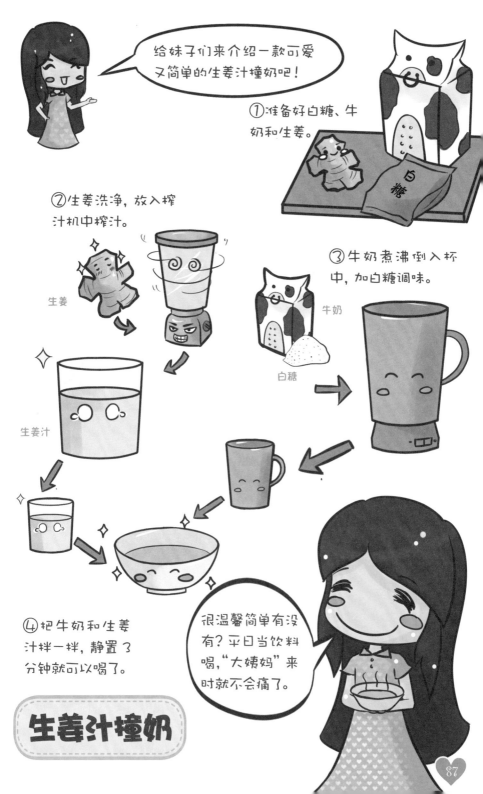

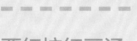 美味动人红豆西米露

妹子们都明白，奶茶之类喝多了会变胖，但喝点红豆奶茶还是可以的。红豆的歌动人，红豆的诗不朽，红豆还是补血的利器……所以，零食什么的，遇上红豆就不要犹豫了！

菜谱

西红柿红豆汤

原料：西红柿2个，红豆100克，胡萝卜1根，白菜半棵，香油、盐、白糖各适量。

做法：①西红柿洗净、切块；红豆洗净、浸泡1小时；胡萝卜洗净、切丁；白菜洗净、切片。②将以上食材放入锅中，加适量清水炖煮至红豆软烂，加香油、盐、白糖调味即可。

最适合：肚子痛、食欲不振、头晕心悸的妹子。

红豆西米露

原料：红豆50克，西米50克，牛奶半盒，冰糖适量。

做法：①红豆洗净、浸泡1小时；西米洗净，浸泡10分钟。②红豆加适量清水煮沸，加西米、冰糖和少量清水继续熬煮，中途再加几次凉水，直至红豆软烂。③盛出红豆西米，倒上牛奶拌匀即可。

最适合：长吁短叹、心情低落、想吃甜食的妹子。

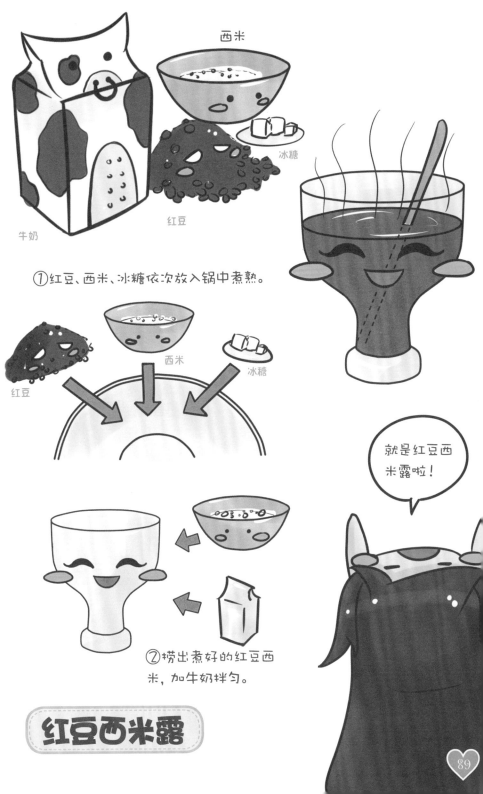

西米

冰糖

红豆

牛奶

① 红豆、西米、冰糖依次放入锅中煮熟。

西米

冰糖

红豆

就是红豆西
米露啦!

② 捞出煮好的红豆西
米,加牛奶拌匀。

红豆西米露

89

核桃 补脑核桃露

核桃仁补脑众所周知，除此之外，它还能够舒缓疲劳，帮助妹子们抵抗压力。就算月经不调也没关系，核桃仁有活血调经、祛瘀生新的功效。这么一说，妹子是不是很快就心动了？

核桃蜂蜜水

原料: 核桃 10 颗, 蜂蜜适量。

做法: 核桃剥壳, 掰碎, 加适量清水煮沸, 待冷却后加蜂蜜调味即可。

最适合: 学习压力大、月经不调、便秘的妹子。

核桃露

原料: 核桃 15 颗, 冰糖、牛奶适量。

做法: ①核桃剥壳, 加适量清水, 放在豆浆机中打浆, 去渣。②将核桃浆放在碗里, 加冰糖, 放微波炉中加热 2 分钟, 加牛奶拌匀即可。

最适合: 神疲力乏、腰酸背疼的妹子。

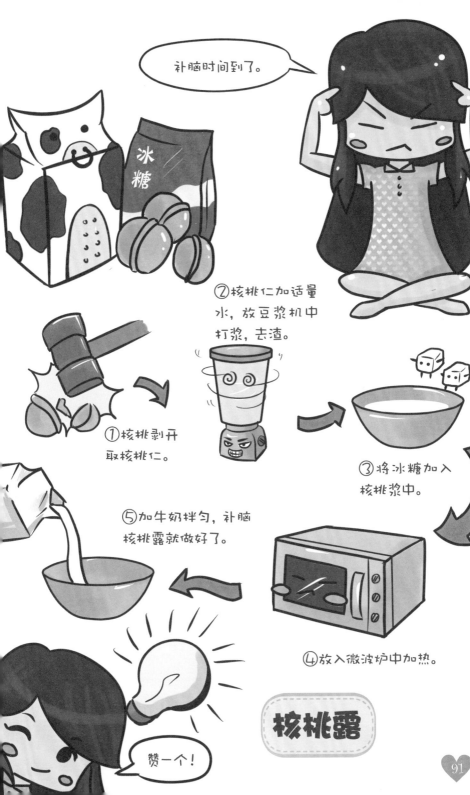

补脑时间到了。

①核桃剥开取核桃仁。

②核桃仁加适量水，放豆浆机中打浆，去渣。

③将冰糖加入核桃浆中。

④放入微波炉中加热。

⑤加牛奶拌匀，补脑核桃露就做好了。

赞一个！

核桃露

山楂 酸甜煮红果

山楂和玫瑰、月季同属蔷薇科，妹子没想到吧？山楂还叫山枣、红果、酸里红等等，能够帮助消化、促进食欲，还能够防止拉肚子，活血化瘀。月经不调的血瘀体质妹子最适合吃山楂了。

菜谱

山楂红糖饮

原料:山楂 30 克，红糖 40 克。

做法:山楂加清水煎，去渣；山楂水中加入红糖，再次煮沸即可。

最适合:特别适合气滞血瘀型体质的妹子，以及经期呕吐难忍、食欲不振的妹子。

煮红果

原料:山楂 500 克，冰糖适量。

做法:山楂洗净、去子；冰糖、山楂一同放入加有清水的锅中，小火煮至山楂软烂即可。

最适合:消化不良、腹胀的妹子。

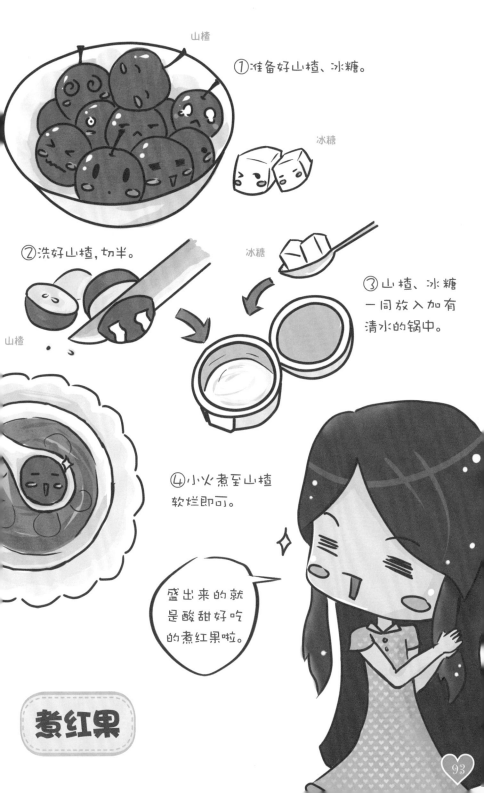

①准备好山楂、冰糖。

山楂

冰糖

②洗好山楂，切半。

山楂

冰糖

③山楂、冰糖一同放入加有清水的锅中。

④小火煮至山楂软烂即可。

盛出来的就是酸甜好吃的煮红果啦。

煮红果

薏苡仁 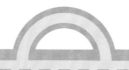 加草莓的薏苡仁酸奶

薏苡仁具有减肥、美白、祛湿等功效,是妹子们养颜、美容、抗衰老的必备佳品。平时多吃点薏苡仁做的零食,可以滋润脾胃,散寒祛肿,还能去痘痘。

菜谱

薏苡仁枸杞茶

原料:薏苡仁3勺,枸杞1勺,冰糖适量。

做法:①薏苡仁洗净、沥干;枸杞洗净。②薏苡仁放在平底锅中,用小火烘烤,直至有香味产生。③取适量薏苡仁和枸杞,用滚水冲泡,加冰糖闷5～10分钟即可饮用。

最适合:水肿、长痘的妹子。

草莓薏苡仁酸奶

原料:草莓10颗,薏苡仁2勺,酸奶1盒。

做法:①薏苡仁洗净,加适量清水煮至汤汁浓稠,晾凉。②草莓洗净、去蒂、切半,浇上酸奶、薏苡仁汁即可。

最适合:便秘、水肿、心情低落的妹子。

草莓薏苡仁酸奶

①备齐草莓、薏苡仁、酸奶。

薏苡仁

酸奶

草莓

薏苡仁

②将2勺薏苡仁放入锅中，煮至浓稠。

薏苡仁汁

酸奶

③将煮好的薏苡仁汁与酸奶浇在草莓上。

洗净的草莓

可以开吃了！太完美了！

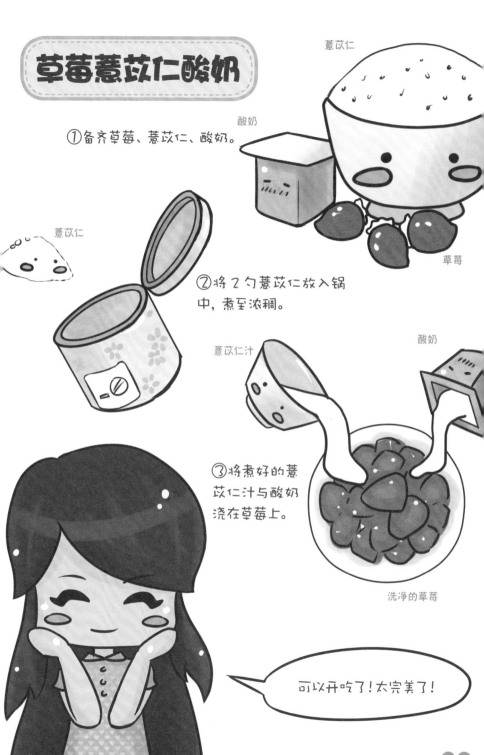

葡萄酒 葡萄酒奶茶

葡萄酒中含有钾、钙、镁等各种微量元素，年满 18 岁的妹子们，平时睡觉之前可以喝一点点。当然不是"一醉解千愁"，但也是可以抗老防衰、安眠入睡的良方。

苹果葡萄酒

原料: 苹果汁半盒，葡萄酒适量。

做法: 苹果汁和葡萄酒按照三比一的比例混合拌匀，半杯即可。

最适合: 四肢乏力、失眠、头痛的妹子。

葡萄酒奶茶

原料: 牛奶半盒，葡萄酒适量。

做法: 拌匀葡萄酒和牛奶，放入微波炉中加热 1 分钟即可。

最适合: 精神不佳、暴躁易怒，被经期综合征缠身的妹子。

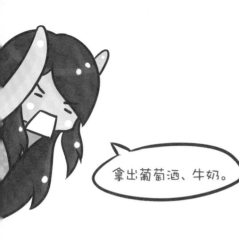

拿出葡萄酒、牛奶。

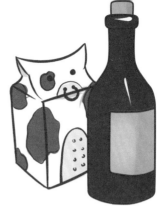

牛奶

葡萄酒

①将葡萄酒、牛奶拌匀。

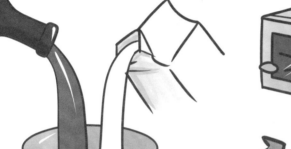

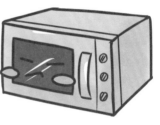

②放入微波炉加热1分钟就好啦。

再赞一个!

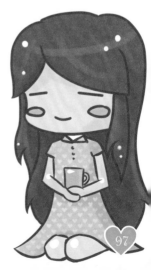

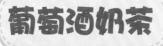

葡萄酒奶茶

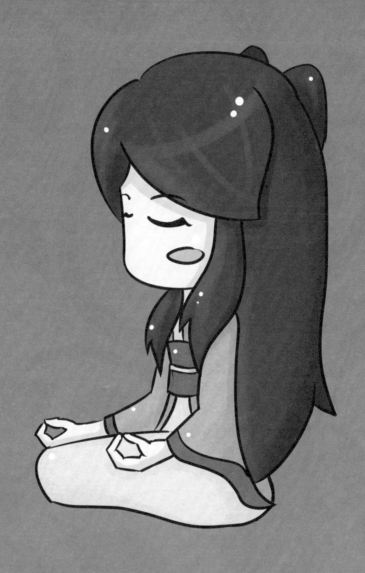

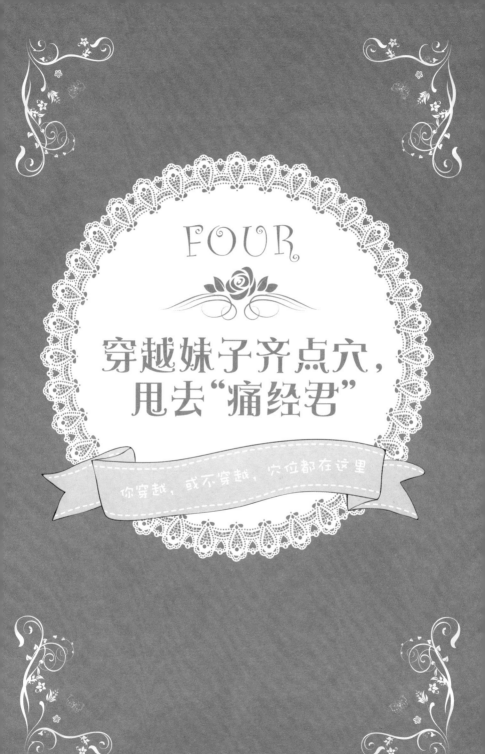

FOUR

穿越妹子齐点穴，甩去"痛经君"

你穿越，或不穿越，穴位都在这里

穿越妹子揉肚子

肚子周围都是保健穴

　　穴位不仅是武侠小说中的神奇存在，也是克制"痛经君"的不二法宝。平日就痛经的妹子们，穿越到古代实属不易，但她们各个天资聪颖，加上平时的勤奋练习，必定能让"痛经君"遁走。

穿越必知：

穴位虽然是个神奇的东西，但也是有章可循的。保护肚子最好的穴位都在肚子周围，非常好找的。

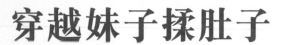

保健穴

平日洗澡的时候揉揉肚子，是保养肚子最好的方法，不仅可以防止"痛经君"来袭，还具有一定的减肥功效。

神阙穴 灸完你就很神气

妹子们的妈妈一定说过，不要让肚脐着凉，因为肚脐眼是神阙穴所在的位置，这个穴位被古人称作神气通行的大门，是身体中非常重要的一个穴位。平日总是手脚冰凉的妹子，可以在"大姨妈"来之前一周开始熏艾灸，在"大姨妈"来到时停止，每次熏 10 分钟，就可以远离"痛经君"的骚扰。

穿越必知：

普通妹子艾灸：把艾灸条点燃，放在肚脐正上方一个拳头的高度灸。

穿越妹子艾灸：躺在床上，在肚脐上撒上盐，将点燃的艾柱直接放在盐上。

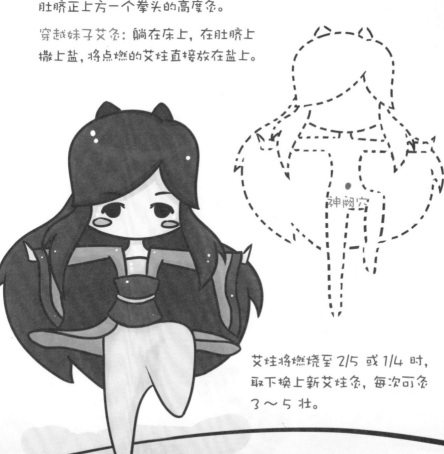

神阙穴

艾柱将燃烧至 2/5 或 1/4 时，取下换上新艾柱灸，每次可灸 3～5 壮。

归来穴 穿越妹子的最爱

　　传说古代妹子经常按压归来穴，调节"大姨妈"，等远方征战的丈夫回来后，便会很容易怀上孩子。其实归来穴还能缓解"痛经君"的折磨，可以活血化瘀，促进血液循环。但要注意，经期的时候按揉容易"血崩"哦。

穿越必知：

取穴：在肚脐下面三个手指宽处，再左右各一个手指宽的位置就是归来穴。

按摩：热水袋覆盖在穴位上5分钟后，指压按摩10分钟。

归来穴

艾灸：将点燃的艾条悬置于肚子上一个拳头高的位置，在左右两个归来穴之间来回旋转10分钟即可。

子宫穴 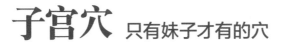 只有妹子才有的穴

子宫穴是妹子经外奇穴之一，汉子是没有的哦！子宫穴正好对应腹部子宫的位置，平时郁郁寡欢、面色苍白的妹子们可以多按此穴调养，也是极好的。"大姨妈"期间，万一出现"血崩"的情况，按子宫穴也是极好的。

子宫穴

穿越必知：

取穴：在肚脐下面五个手指宽处，左右各四个手指宽的位置就是子宫穴。

艾灸：将点燃的艾灸条悬在穴位上，持续 10 ～ 15 分钟。

103

曲骨穴 打通任督二脉变高手

在武侠世界里，打通任脉和督脉就意味着脱胎换骨，武功突进，而曲骨穴就在任脉和督脉的交界处，也是任脉起始的位置。有的痛经妹子平日小便频繁，可以经常按摩曲骨穴，既能远离"痛经君"，又能解决尿频问题。

穿越必知：

取穴：曲骨穴的位置非常的私密，由肚脐从上往下推，会触摸到一个拱形的骨头，在这个拱形骨头边缘中点的位置就是曲骨穴。

按摩：每天按摩50～100次最合适。

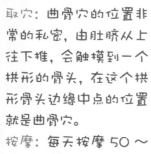

曲骨穴

艾灸：将点燃的艾灸条悬置于穴位上方一个拳头宽的位置，来回旋转5～10分钟。

会阴穴 妹子们的小秘密

　　会阴穴对妹子来说，是非常重要的穴位。但由于这个穴位的位置特别隐秘，所以很少被人提及。

　　其实，许多老中医都会利用这个穴位为自家人按摩治疗，而且很多中医秘术都对会阴穴推崇备至。痛经的妹子们一定不能错过如此重要的穴位，平日艾灸一下，"大姨妈"会更爱你哦。

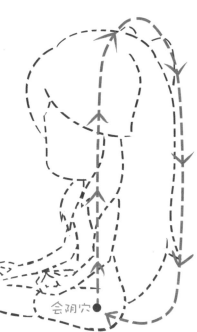

会阴穴

穿越必知：

取穴：人体肛门和生殖器的中间凹陷处。

艾灸：将点燃的艾灸条悬在穴位下，持续 5 ～ 10 分钟。不方便艾灸，用艾叶泡浴也有效。也可用热水袋热敷穴位。

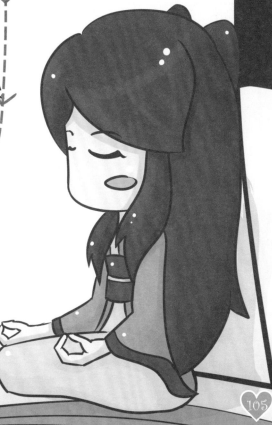

长强穴 打通督脉第一穴

　　督脉是统领人体阳气的经络，而长强穴是督脉的起始穴位，阳气就从这里开始生发。武侠小说中的"打通任督二脉"，其中就涉及到长强穴。按摩长强穴可以改变大肠的收缩和舒张状态，"大姨妈"期便秘的妹子不用愁啦。

穿越必知：

取穴：长强穴在妹子的尾骨末端，与肛门连线的中点处。

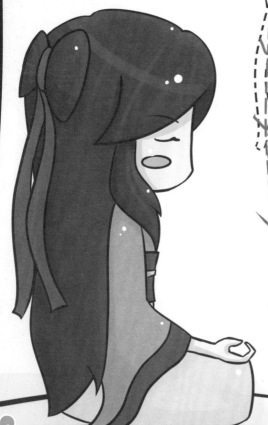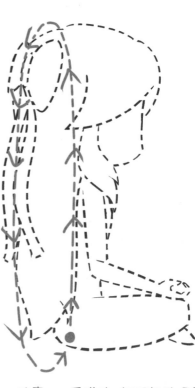

按摩：双手搓热，然后趁热顺着腰椎尾骨往下搓，搓100下，让长强穴处感到发热就可以。
艾灸：将点燃的艾灸条悬在穴位下方，持续10～15分钟。

关元穴 大补元气之处

有的妹子平日总是头痛脑热，来"大姨妈"的时候更是疼痛难忍，中医里说这样的妹子就是缺少元气。关元穴是"元阴元阳交关之处"，无论是按摩还是艾灸，都可以补充生命根本之气——元气，让妹子更有精神活力。

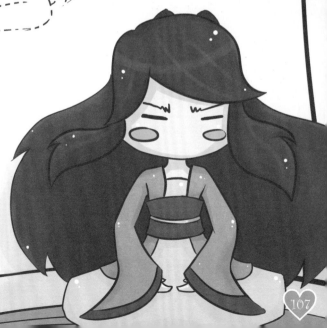

关元穴

穿越必知：

取穴：关元穴在肚脐向下四个手指宽处，和肚脐一样在人体的中线上，非常好找。

按摩：双手交叠，放在穴位上，上下振动。按摩前，需将手搓热，这样才能达到效果。千万不要用冷冰冰的手按揉。

艾灸：将点燃的艾灸条悬在穴位前方，持续 10 ～ 15 分钟。

腰阳关穴 顺利通行阳气

妹子们知道，关元穴是"元阴元阳相交之处"，而腰阳关穴是关元穴在背部的对应位置，是督脉上元阴元阳的相交点，是阳气通行的关口。这不重要，重要的是一定不要错过保养它。

穿越必知：

取穴：在肚脐向下四个手指宽处，与之相对应的腰背部。

热敷：热毛巾放在腰阳关穴处，每次敷 20 分钟到半小时即可。

艾灸：将点燃的艾灸条悬在穴位前方，持续 10 ～ 15 分钟。

艾灸神器 穿越装备一览表

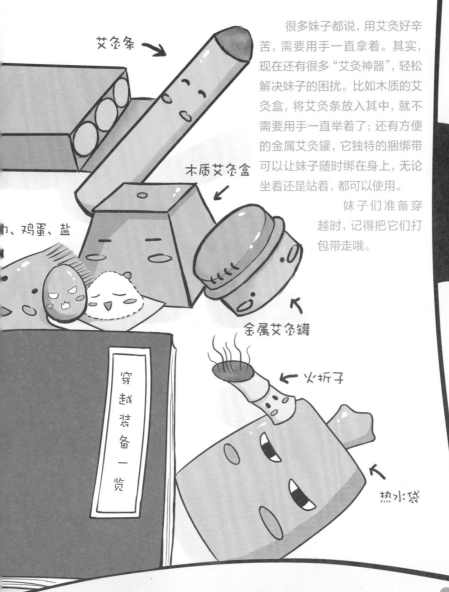

艾灸条

木质艾灸盒

巾、鸡蛋、盐

穿越装备一览

金属艾灸罐

火折子

热水袋

很多妹子都说，用艾灸好辛苦，需要用手一直拿着。其实，现在还有很多"艾灸神器"，轻松解决妹子的困扰。比如木质的艾灸盒，将艾灸条放入其中，就不需要用手一直举着了；还有方便的金属艾灸罐，它独特的捆绑带可以让妹子随时绑在身上，无论坐着还是站着，都可以使用。

妹子们准备穿越时，记得把它们打包带走哦。

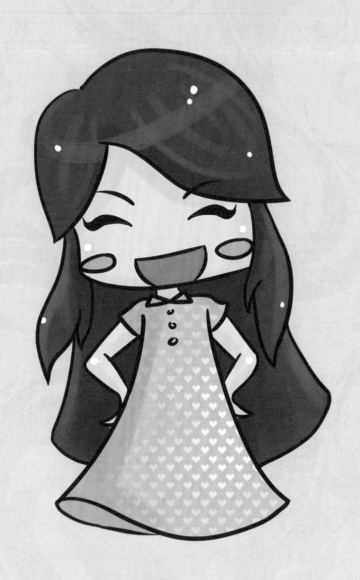

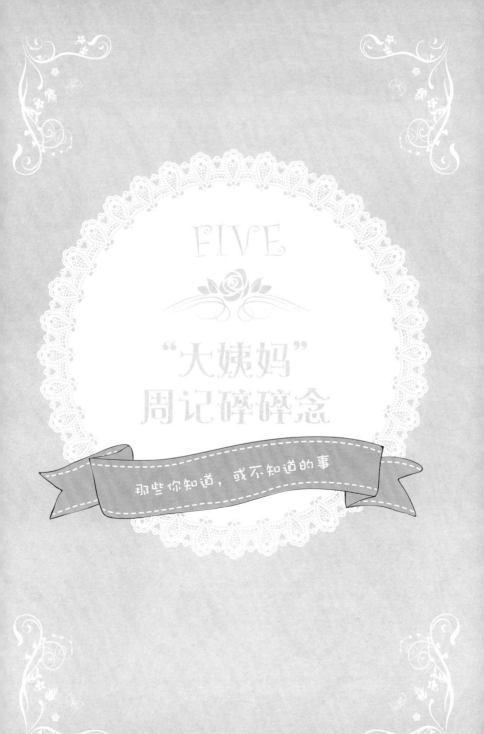

FIVE

"大姨妈"
周记碎碎念

那些你知道，或不知道的事

第一周 经前小征兆

　　距离"大姨妈"还有 1 周哦。医生称这一周为"黄体后期"，卵巢会分泌更多的黄体素，增厚子宫内膜。"大姨妈"会用各种症状来挑战妹子们。

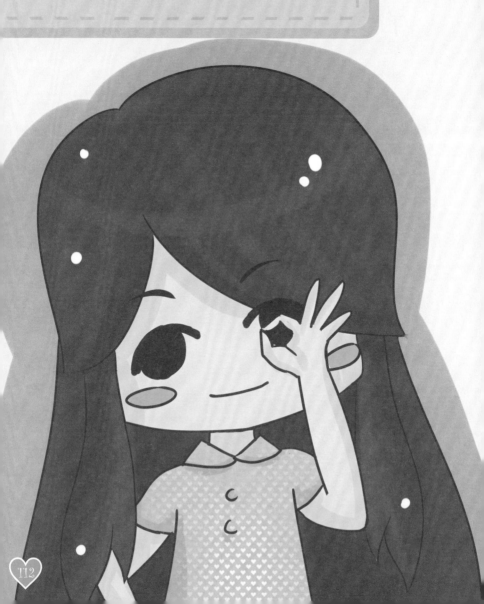

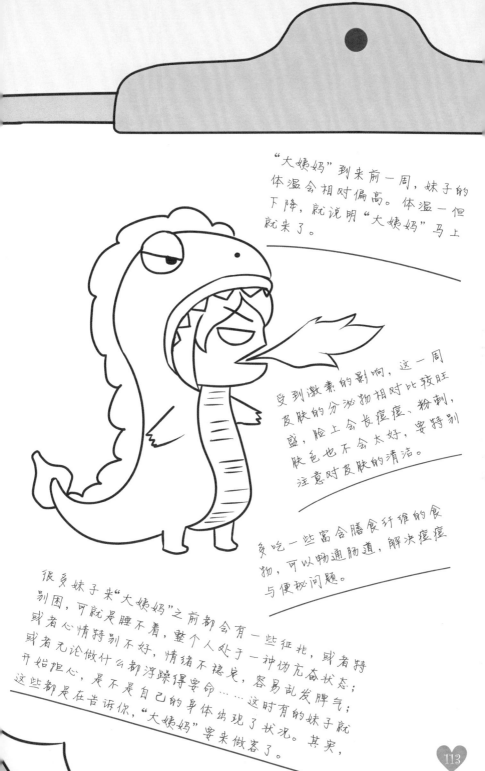

"大姨妈"到来前一周，妹子的体温会相对偏高。体温一但下降，就说明"大姨妈"马上就来了。

受到激素的影响，这一周皮肤的分泌物相对比较旺盛，脸上会长痘痘、粉刺，肤色也不会太好，要特别注意对皮肤的清洁。

多吃一些富含膳食纤维的食物，可以畅通肠道，解决痘痘与便秘问题。

很多妹子来"大姨妈"之前都会有一些征兆，或者特别困，可就是睡不着，整个人处于一种特别亢奋状态；或者心情特别不好，情绪不稳定，容易乱发脾气；或者无论做什么都浮躁得要命……这时有的妹子就开始担心，是不是自己的身体出现了状况。其实，这些都是在告诉你，"大姨妈"要来做客了。

莫名其妙的头痛，
忽然干涩疲劳的眼睛，
开始丰满肿胀的胸部……
这些都是"大姨妈"给你的小信号，告诉妹子们，
她快要来了。

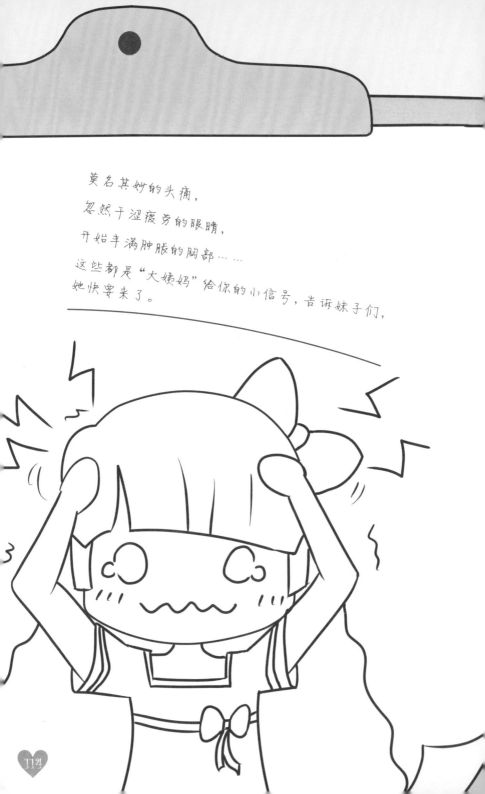

"大姨妈"到来之前的一周，也是艾灸最好的时期，在这一段时间里艾灸可以有效击退"痛经君"死缠烂打。

此时，妹子们会有各种不安，不知道"大姨妈"到底是早来还是晚来，不知道这一次会不会痛经……其实只要在日常生活中好好地呵护自己，这些问题都不用太担心，喝杯热牛奶，让自己放松，从而减轻"大姨妈"到来之前的不适。

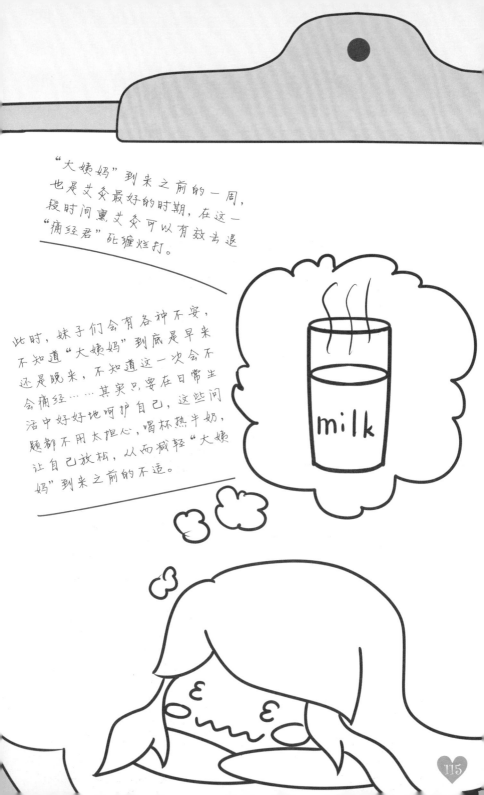

milk

第二周 "痛经君"来犯

盼星星盼月亮，"大姨妈"如期光临，持续 3~5 天。月经期是女人最好的恢复期，也是"痛经君"最活跃期，当然要好好善待"大姨妈"。

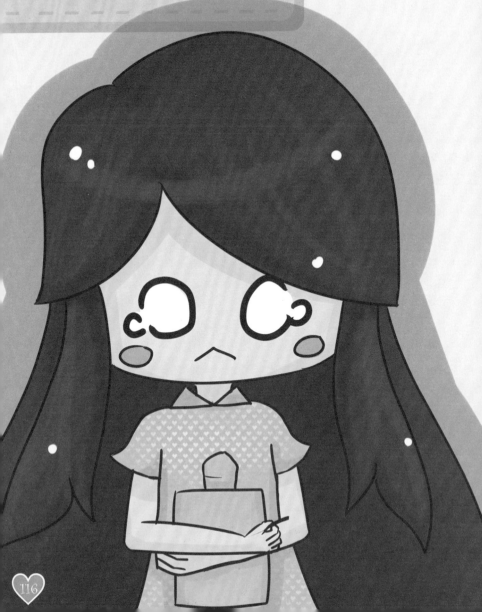

每一次"痛经君"的到来都是一场战争，这场战争或许歇斯底里，或许痛苦不堪，或许斗智斗勇，或许磨练心智，但总归会结束。只是在结束之前，每一秒都像一个世纪那么长久，每一分钟就像一个永恒的黑夜，疼得抽搐，头脑眩晕，不得安定，就是在梦中都是不断地抽搐。

如果"痛经君"撞上了考试，那么妹子们只能忍痛上战场，在痛得晕与不晕的边缘，恨不得自己厥过去才好。

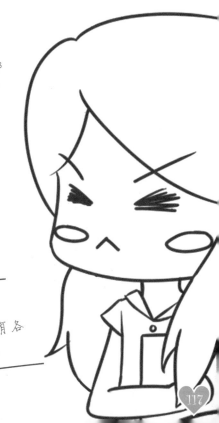

如果不小心让男生看到"大姨妈巾"会更加尴尬，根本不知如何解释这么大的"创可贴"是干什么用的。

总之来"大姨妈"会有各种尴尬和不开心。

当然，"大姨妈"也会带给妹子很多福利，比如在这几天也是丰胸、减肥、美容最好的时段。美国医学专家说，"大姨妈"最初的3天是丰胸最佳时段，可以吃一些坚果、大豆类食品帮助丰胸；荷兰运动医学专家说，"大姨妈"最后2天是脂肪燃烧最快的时段，可以做些微量有氧运动；还有大量的妹子已通过实践证明，来"大姨妈"的这几天，做面膜的效果是双倍的哦。

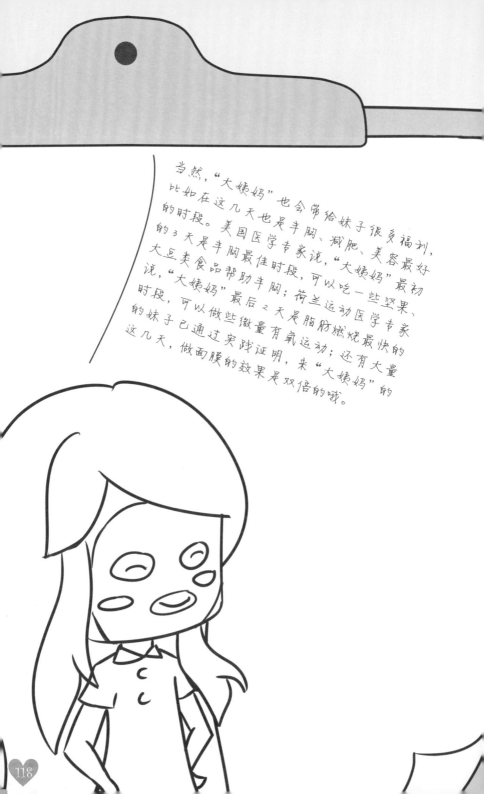

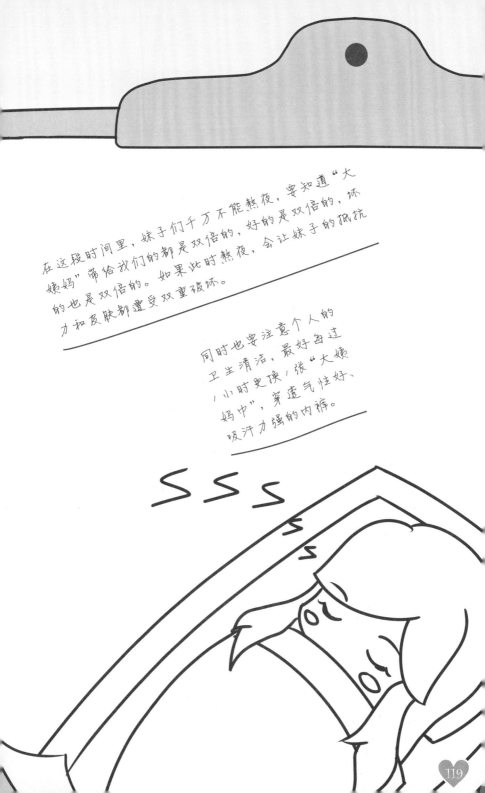

在这段时间里，妹子们千万不能熬夜，要知道"大姨妈"带给我们的都是双倍的，好的是双倍的，坏的也是双倍的。如果此时熬夜，会让妹子的抵抗力和皮肤都遭受双重破坏。

同时也要注意个人的卫生清洁，最好每过小时更换，戴"大姨妈巾"，穿透气性好、吸汗力强的内裤。

SSSS

第三周 所向披靡，美丽无敌

"大姨妈"结束后的这一周，医学上称为"滤泡期"，妹子的身体在这一周完全处于黄金状态，妹子们可以选择敷面膜、做运动、吃美食、旅游，而且也是努力学习的好时候。

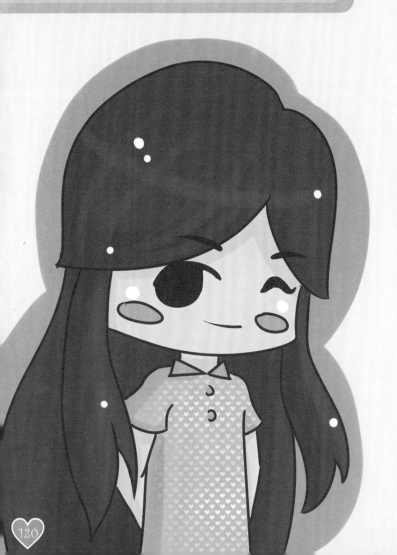

妹子们最棒的一周到来了，皮肤水润光滑，精神状态极佳，记忆力也会非常好，上课讲什么都能融会贯通，老师提出的问题也可以轻松搞定。

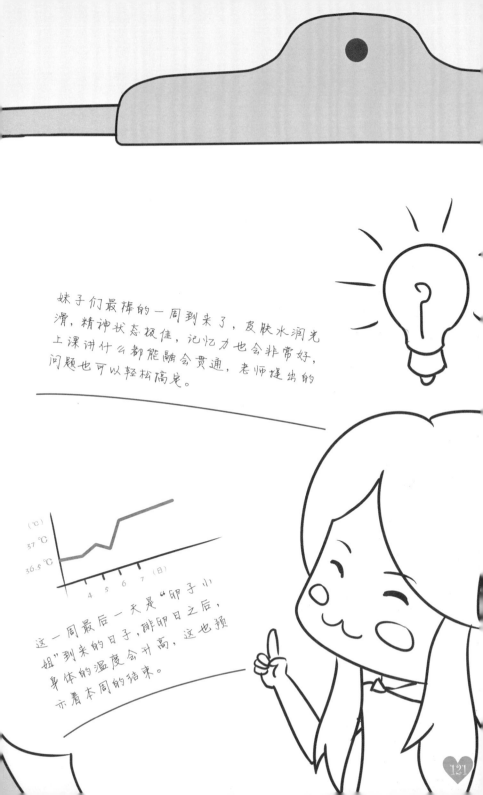

(℃)

37 ℃

36.5 ℃

4　5　6　7　(日)

这一周最后一天是"卵子小姐"到来的日子，排卵日之后，身体的温度会升高，这也预示着本周的结束。

第四周 "卵子小姐" 驾到

    在正常的"大姨妈"之后的第三周，妹子的身体会发生一些细微变化。"卵子小姐"要来啦，所以保护好肚子和卵巢十分重要。

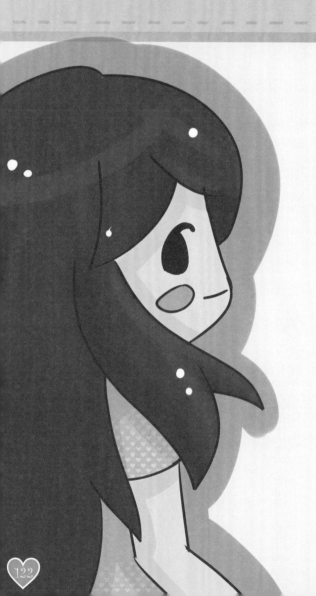

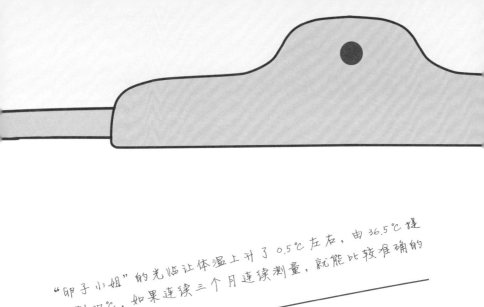

"卵子小姐"的光临让体温上升了 0.5℃ 左右，由 36.5℃ 提升到 37℃，如果连续三个月连续测量，就能比较准确的推测出排卵期。

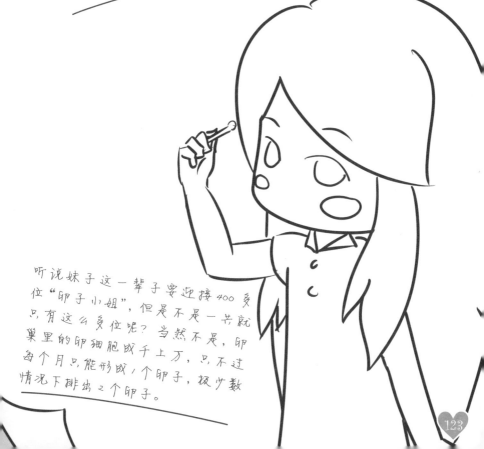

听说妹子这一辈子要迎接 400 多位"卵子小姐"，但是不是一共就只有这么多位呢？当然不是，卵巢里的卵细胞成千上万，只不过每个月只能形成 1 个卵子，极少数情况下排出 2 个卵子。

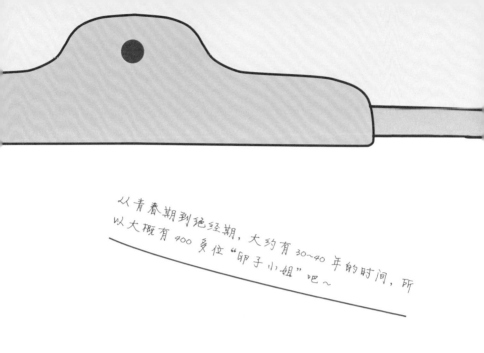

从青春期到绝经期，大约有 30~40 年的时间，所以大概有 400 多位"卵子小姐"吧～

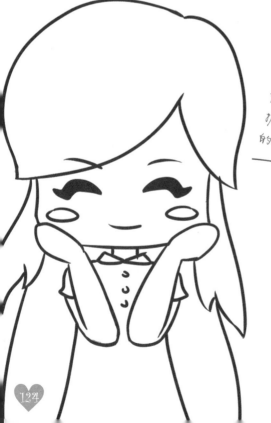

排卵期的时候，下腹可能有轻微疼痛，或是极少部分妹子痛得十分厉害。常做运动，是保护肚子顺利渡过排卵期很好的方法。

排卵期的白带会增多，白带是一种无气味、微酸性的黏稠物，可以排泄废物，抑制病原菌，属于正常生理现象。

可是，有时候排卵会出血，这是因为雌激素水平下降，子宫内膜脱落引起的排卵期出血啦。不用担心。不过呢，护垫是要的，但要注意更换的时间：2小时一换。否则，很容易感染。

附录 做好月经记录，坚决不爱"痛经君"

"痛经君"，这么痴情又作恶的人物，当然要用月记本好好记录，慢慢控诉了！256页的月记本足够囊括240个"痛经君"的各大罪状，一辈子不用愁了！掌握"大姨妈"的时间，"痛经君"的小脾气，才能更好地了解自己。各路妹子们是怎样记录"大姨妈"的呢？

中规中矩型

所谓中规中矩型就是在每次"大姨妈"来到的时候，将"大姨妈"的相关数据中规中矩地记录下来，比如经期开始时间，结束时间，是否痛经，如何痛，体温，体重，用药，心情如何，月经量多少，是否有血块，是否排便，是否有运动，睡眠时间有多长，吃了什么，喝了什么……部分妹子还会记录"大姨妈"来之前身体的状况，甚至每一天身体有什么症状，白带的情况，可谓中规中矩至极，同样也私密至极。医生一看到这样的记录，就能马上看出妹子的身体是否健康。

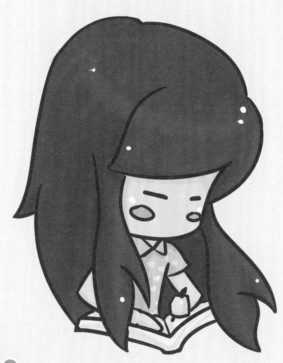

特立独行型

有中规中矩型就有特立独行型，不少妹子做"大姨妈"记录就如同间谍战写暗码一般，或者画图，或者写英文，或者用奇奇怪怪别人所看不懂的符号表示。这样的妹子每次去医院之前，都要熟记近半年身体的情况，以确保医生能最大限度的了解个人情况。

日记型

有的妹子将每一次"大姨妈"来袭写成月记，甚至日记，记录得零零散散，想到什么写什么，看到邻居家的猫也会记录一番。医生翻看这样的记录本就如同看侦探小说一般，像寻找线索一样地寻找妹子身体症状的蛛丝马迹。但这样的月记也增加了生活的趣味。

当然，还有很多种月记的方法。但无论怎么使用，只要认真地记录，细心地观察身体的变化，保养好自己的身体，相信总有一天不会再见到"痛经君"的身影。

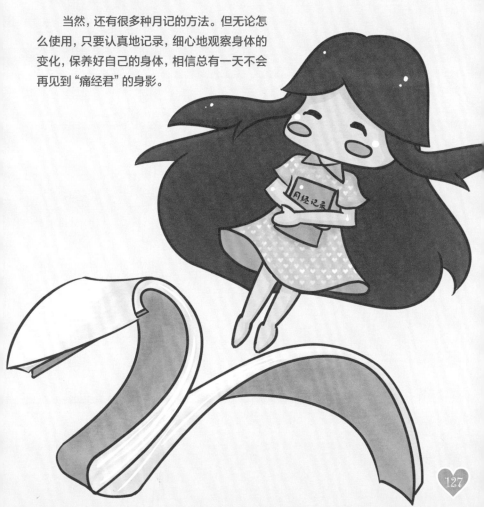

图书在版编目（CIP）数据

妹子不爱痛经君 / 汉竹编著 . -- 南京：江苏科学技术出版社，2014.1
（汉竹·白金女人系列）
ISBN 978-7-5537-2029-6

Ⅰ.①妹… Ⅱ.①汉… Ⅲ.①痛经－防治 Ⅳ.① R711.51

中国版本图书馆 CIP 数据核字 (2013) 第 213975 号

凤凰汉竹
阳光一样的生活书

2011 年度
中国民营书业实力品牌

2010 年度
中国生活图书出版商

妹子不爱痛经君

编　　　著	汉　竹	
责 任 编 辑	杜　辛　刘玉锋　姚　远	
特 邀 编 辑	杨璐箐　高　俊	
责 任 校 对	郝慧华	
责 任 监 制	曹叶平　方　晨	

出 版 发 行	凤凰出版传媒股份有限公司
	江苏科学技术出版社
出版社地址	南京市湖南路 1 号 A 楼，邮编：210009
出版社网址	http://www.pspress.cn
经　　　销	凤凰出版传媒股份有限公司
印　　　刷	北京瑞禾彩色印刷有限公司

开　　　本	889mm×1194mm　　　1/32
印　　　张	4
字　　　数	70 千字
版　　　次	2014 年 1 月第 1 版
印　　　次	2014 年 1 月第 1 次印刷

标 准 书 号	ISBN 978-7-5537-2029-6
定　　　价	49.80 元

图书如有印装质量问题，可向我社出版科调换。